「総合医」が日本の医療を救う

序文

英米家庭医制度と漢方医療に学ぶ良質な入門書

漢方から学ぶのは温故知新であり、日本における家庭医のあり方を考えるには当然の選択である。また、第二次世界大戦後に導入された医学教育と医療制度の現状を考えると、先進国から学ぶのに英米を選択することも的確と言える。現時点での制度管理者および医療提供者側から見た現状と分析が行われている。現在、わが国が抱える医療問題の解決方法を考える者にとって、良い参考書の一つになる。医学教育にクラスルーム教育とベッドサイド教育があり、医療に供給者と需要者（患者）があるように、近い将来、著者らが医師となり、医療現場を経験しながら、患者の心を捉えたベッドサイドから見た英米家庭医制度の分析と、日本における家庭医制度の提言を出されるのが楽しみである。また、他山の石という観点からは、医療事情が成熟していなかった戦前の日本や、医療の後進国と言われている国々の医療制度にも学ぶべき点があるかも、との思いが去来する。続編を期待する。

今回、著者らが家庭医制度を学ぶきっかけとなったのは、厚生労働科学研究費補助金・厚生労働科学特別研究事業「医療における安心・希望確保のための専門医・家庭医（医師後期臨床研修制度）のあり方に関する研究」（平成20年）班が関係者から広く意見を聴取する中で、医学生からも意見を聞くことになり、班員であった渡辺賢治慶應義塾大学医学部漢方医学センター長の紹介で発表することになったことである。したがって、書名が『「総合医」が日本の医療を救う』でありながら、漢方に言及する点が多くなった。漢方に関する指摘の多くは、本来の西洋医学にも存在したものであり、近年、臨床研究を推進するのに熱中するあまり、我が国の臨床医による臨床現場(Bedside)を忘れたコンピュータ画面による誤った「西洋医学」に対する警鐘と受け止めることができよう。

国立がんセンター中央病院長
土屋了介

目次

第四部 日本版総合医は漢方を活用すべき 131

慶應義塾大学医学部漢方医学センター長 渡辺賢治

はじめに

本書は平成20年度の厚生労働科学研究補助金（厚生労働科学研究）「医療における安心・希望確保のための専門医・家庭医（医師後期臨床研修制度）のあり方に関する研究」で、学生たちが日本版総合医のあり方を調べた内容を発表させていただく機会を得て、自主的に調べたのが始まりである。学生たちは積極的に討論を重ねながら熱心に調べ上げ、発表した内容が非常によくできていたので、私が本にすることを勧めて完成したのが本書である。

学生の自由な発想で書くことに対して、私は最低限の助言にとどめ、彼らの自主性を重んじた結果、少々若者にありがちな生意気な内容になったようにも思うが、医療の在り方を真剣に見つめた彼らの原点として、これからの成長の礎となることを期待し、お許しいただければ幸いである。

本書を記すにあたり、私の専門の漢方も加えたら、という出版元の宮島編集長の助言もあり、漢方のことを少しだけ述べさせていただいた。しかしながら、本書の目的は今後日本が向かうべき医療社会を学生の視点で浮き彫りにすることが目的であり、私の原稿が付け足し程度になったことはご勘弁いただき、漢方のことはまた改めて一冊の本にまとめて世に問いたいと考えている。

本書をまとめるにあたっては大西卓磨、川崎健太、玉井博也、吉野雄大の四人の学生が中心となったが、発表の際には数多くの学生が参画しており、彼らにも感謝の意を表してここに名前を列記したい。梶田大樹、久保敦義、高宮彰紘、山本保天、松田章正、的場優介、宮本佳尚、森﨑美希以上８名である。

平成二十一年二月二十八日

慶應義塾大学医学部漢方医学センター長
渡辺賢治

第一部　皆保険制度の先輩、イギリスから私たちが学べること

慶應義塾大学医学部　川﨑健太

I　医療先進国イギリスの医療

1　皆保険制度について

皆保険制度は、本人または扶養家族として、全国民が医療保険に強制加入する医療制度のことです。基本的には事故・怪我、病気の際に高額の医療費を避けるためのシステムで、国民全員を保険に加入させることにより、より安く、医療サービスを提供することを可能にしています。イギリスでは一九四八年に世界で初めて導入され、日本はそれに遅れて一九六一年よりこのシステムを導入しました。

皆保険制度は、人々が一生を全うする上での基盤となる健康を保障する制度です。特に、イギリスはお金のない人でも必要な医療サービスが受けられるように、そして診療を受けることにためらいが生じないように、医療サービスを受けた際にかかる費用をなくしたことが画期的でした。どのような経済状態の人でも一律に同じ医療を受けられるということは素晴らしいことです。しかし、一方で、現実的には、政府予算や人口分布、医学の進歩や罹患率の高い病気、社会の経済状態等の様々な因子の影響を非常に受けやすいのがこの制度の特徴でもあります。特に医学が急速に進んだ現在、ＣＴやＭＲＩが開発され、病気を診断することは以前と比べて容易になりました。何かあればＣＴ、ＭＲＩを撮り、実際患者さんも、それを撮って、異常がないことを確認できると安心します。しかし、それらの機器自体は一台数千万円から数億円にまで及ぶものもあり、一回の検査にかかる費用も決して安くはないのです。このことを考えると、医学の進歩した現代において、皆保険制度を維持してゆくことが容易でないことは想像に難くないのではないでしょうか？

しかし、それでも皆保険制度は世界の人々が欲しているものであり、理想的なものであることは言うまでもありません。その素晴らしい保険制度を維持するために、社会全体で協力していくこともまた重要なことなのです。

皆保険制度の先輩であるイギリスも今まで60年間維持してくるのに苦労しています。より良い医療を提供しようと、一時期は医療の現場に競争原理を取り込む試みも行われました。その先輩から私たちが学べることは何でしょうか？

私はそれに対して三点の答えを用意しました。それらは、ジェネラル・プラクティショナーという専門医の存在、ナショナル・ヘルス・サービスという皆保険制度維持組織の存在、医療を監視する第三者機関の存在です。

日本版総合医を考え、それを生かす上で制度として何が必要か、同じ皆保健制度をもつ国、イギリスから学べるところがまだまだあるように思います。

2 ジェネラル・プラクティショナーとイギリス医療

ジェネラル・プラクティショナーとは、日本では良く総合医、家庭医等の言葉に訳されることが多い、いわゆるあらゆる病気を診てくれる自分のかかりつけのお医者さんです。イギリスでいうジェネラル・プラクティショナーは、専門医として扱われていて、単に医学部で6年間勉強をし、医学部を卒業、国家試験合格、一般研修だけで取れる資格ではなく、そのための専門の研修コースを修め、認定を受けた者をさします。

イギリスの医療制度は独特で、ナショナル・ヘルス・サービス（NHS）と呼ばれる組織がこの国の皆保険制度を管理しています。その制度の中でのジェネラル・プラクティショナーの役割は、患者との間で医療提供をする第一線で働くこと（これは別名プライマリケアともよばれています）です。第一線とは、全ての患者さんは、何かあれば、必ず最初は自分のかかりつけの医師であるジェネラル・プラクティショナーの診察を受けるということです。

そして、ジェネラル・プラクティショナーが、自分の患者に専門医による治療が必要だと判断した場合、大学病院等の大きな病院の専門の科に紹介するという形になります。

ジェネラル・プラクティショナーの役割は主に四つに分けられていて、①限られた病院資源を合理的かつ効率的に利用すること、②医療サービスの大部分を提供すること、③難しい医療の世界の翻訳者であること、④そして患者ケアのコーディネーターであることです。

限られた病院資源を合理的かつ効率的に利用することが可能なのは、ジェネラル・プラクティショナーが医療の提供をこのシステムの第一線で行っているからです。その患者に今すぐ大きな手術が必要かどうかは自分の体のことを一番良く知っている医師が判断し、勧めてくれるのです。

医療サービスの大部分を提供することとは、幅広い病気を診ることができるということです。頭が痛くても、おなかが痛くても、骨折しても、目が痛くても、全て一人で診てくれるということです。

難しい医療の世界の翻訳者であること、患者ケアのコーディネーターであることはジェネラル・プラクティショナーが大病院に自分の患者を紹介することと関係があります。どこの国でも問題になることではありますが、医療領域では特に、自分の健康のことであるにも関わらず、医療関係者と非医療関係者の間で情報の格差が生じます。それを少しでも緩和しようと一部の国々ではインフォームド・コンセントを導入しましたが、やはり依然として格差はなくなってはいません。イギリスのジェネラル・プラクティショナーの役目として大きいことは、医療従事者が、患者の側に立って、その人に専門科に診てもらうことが本当に利益になるかを考えてくれることです。そして、分からない難しい医療の世界の用語を分かりやすく自分に説明してくれます。それは、かかりつけ医だから、自分のことを一番良く知ってくれているお医者さんだからです。

自分の健康についていつでも質問できる、どんな病気・症状でもみてくれる主治医がいたらいかがですか？　おなかが痛くなっても、耳が痛くなっても、これは内科？　耳鼻科？と考える必要はないのです。自分のかかりつけの医師が全部診てくれます。そして、これは専門的な治療が必要だと思ったら、専門の医療機関にかかりつけ医が紹介するのです。それも自分が病院を探しにいく必要はありません。その医師が、紹介してくれます。患者も、不安な思いをしながら大学病院で何時間も待つ必要はないのです。内科に行って、これはこちらでは対応できないので耳鼻科に行ってくださいと言われることもありません。患者、医師、お互いにとってプラスで、無駄な検査や無駄な時間はいらない上に、無駄なお金を使う必要もないのです。これがイギリスにおけるジェネラル・プラクティショナーの役目なのです。

Ⅱ　ジェネラル・プラクティショナー、それが医療提供第一線の現場

それではイギリスではジェネラル・プラクティショナーはいつできたのでしょうか。ジェネラル・プラクティショナーはもともと、ナショナル・ヘルス・サービスの病院医師としての仕事に就けなかった医師が、近所の住民に頼まれて簡単な診察をする中で、自らの力には及ばない重症患者を病院に送り込むようになって生まれました。つまり、地域の中で、近隣住民が自分の家の近くの医師に頼ることからこの医療の形は始まったのです。

そして、第二次世界大戦の際にイギリス政府が全ての病院を国有化しましたが、戦後にまたそれを各病院に自由に経営を任せるという医療制度はとらずに、全国民にヘルスサービスを受ける権利を与えると同時に、その窓口をジェネラル・プラクティショナー一つに絞るという方策をとりました。これが現在のジェネラル・プラクティショナーの始まりです。

誰でも好きなときに自由に病院にかかっても良いというルールのもとでの医療ではなく、何かあれば自分のジェネラル・プラクティショナーにかかるというシステムを構築したので

す。これによって、戦後全ての英国住人は自分のジェネラル・プラクティショナーに登録を済ませ、医療への入り口を常にその特定の医師にすることとし、明確に専門医とジェネラル・プラクティショナーの役割を分けることに成功したのです。

では、どのようにして自分の近くに医師がいるということを知ればいいのでしょうか？今の日本の現状を考えると、もしその地域に医師がいなかったらどうするのか、と思われる方もいるかもしれません。心配は無用です。ジェネラル・プラクティショナーはその地域毎に担当が割り振られています。地方にジェネラル・プラクティショナーがいなくなってしまうという偏在を防ぐためにも、都心部と地方では待遇の差をつけることによって医師が国内にうまく分散するように調節しているのです。

また、ジェネラル・プラクティショナーの所在地等の情報に関してはインターネットで提供されています。現在イギリスでのジェネラル・プラクティショナーの数は、ロイヤル・カレッジ・オブ・ジェネラル・プラクティショナーという組織が管理していて、その登録数は3万3775人（二〇〇八年三月三十一日現在）です。自分の近くにジェネラル・プラクティショナーがみつからない場合には、三つ解決策があります。①その地域の担当部署であるプライマリケア・トラストといわれるところに連絡する、②NHSダイレクトといわれるコールセンターに電話をする、③インターネットを用いてデータベース検索、という三つです。

自分の希望するジェネラル・プラクティショナーを見つけたら、自分の患者情報を登録用紙に記入して、彼らに提出します。一度登録を終えたら、その診療録はたとえその後ジェネラル・プラクティショナーを変えたとしても引き継がれることとなります。これがイギリス医療の要とも言える「継続性」を生んでいるのです。これは日本版総合医を考える上でも非常に大切になってきます。登録用紙には、今まで自分のことを診ていたジェネラル・プラクティショナーの名前、その診療所の住所を記入します。また、原則的に新規の患者の場合はその訴えがどんなものであっても問診、身体所見をとります。例えば、何か（身体で）心配は無いか、家族に癌、心臓発作、脳梗塞、高血圧、糖尿病等々にかかっている人はいないか、もしもいる場合は、その人と自分がどのような関係であるか等です。遺伝的に起こりやすい病気については、その家族の病気の傾向も記録されます。これらは全て以後の受診に備えてデータベースを作成するために聞かれます。これができるのは，その場限りという付き合いではなく、一人の患者と終生かかわっていくという意識があるからなのです。

もしそのジェネラル・プラクティショナーと自分の相性が合わなかったらと思う方もいるかもしれません。それも大丈夫です。もちろん、患者側にはジェネラル・プラクティショナーを変更する権利があります。この医師はいやだ、しっかり診てくれない、そう思ったら、上記の方法でまた医師を探せばいいのです。しかし、必ず自分の希望するジェネラル・プラクティショナーに登録できるわけでもありません。希望するジェネラル・プラクティショナーに登録することを試みても断られてしまうこともあるのです。それは、すでにその医師の手持ちの患者数がいっぱいの場合や、その新規登録希望の患者があまりにも遠くに住んでいた場合です。この場合には、新たに別の医師を探す必要性が出てきます。

それではジェネラル・プラクティショナーは具体的に何をしてくれるのでしょうか？

もちろん彼らも医師ですので、基本的には患者の全てのニーズに応えることができます。例えば、病気や外傷の診断、治療、医療機器を用いた診察、患者の状態を知るための検査、診断的画像の依頼、実行、報告書や検査における所見の分析、診断、投薬及び処方、予防接種、食事や衛生面、病気の予防に関する患者への助言、出産前の妊婦のケア、児娩出、出産後の妊婦と乳児へのケア、政府への出生児数、死亡数、接触伝染性の病気の発生報告、往診、緊急呼び出しへの応答などなど多岐に渡ります。

幅広い医学知識をもって治療にあたり、国民一人ひとりの医療情報をしっかり管理し、情報を継続させているジェネラル・プラクティショナーはまさに第一線で働くイギリス医療制度の要といえます。

Ⅲ　安定した医療の供給を可能にするナショナル・ヘルス・サービス

ナショナル・ヘルス・サービスは、一九四八年七月五日に設立された世界初の国民皆保険による医療制度です。このシステムは、「イギリスに住むすべての人は誰であれ、収入の多寡、年齢、国籍、居住する地域に関係なく、必要な医療サービスを享受できなければならない」という理念のもとに設立されました。この組織は、イギリスの皆保険制度を維持するための専門組織で、イギリスの厚労省の直属の機関です。その規模は、150万人の従業員、9万人の病院勤務医、3万5千人のジェネラル・プラクティショナー、4万人の看護師、1万6千人の救急車のスタッフで成り立っています。その利用者数は36時間毎に100万人、1分で463人、1秒で8人の患者といわれます。その発足時の一九四八年には4億3700万ポンド（現在の90億ポンドに相当）、現在はその10倍にあたる、900億ポンド（13兆9500億円※）以上の予算をもっています。そのうちの60%にあたる540億ポンド（8兆3700億円）はナショナル・ヘルス・サービスのスタッフをまかなうために使われています。

これらの資金は全て税金で、二〇〇七〜二〇〇八年のナショナル・ヘルス・サービスの予算ではおよそ一人当たり１５００ポンド（２３万２５００円）の税金を医療のために支払った計算となります。

あなたはこれを高いと感じますでしょうか？

ちなみに、ナショナル・ヘルス・サービスの予算のうちの80％、およそ７２０億ポンド（１１兆１６００億円）はプライマリケアの予算管理機関であるプライマリケアトラストが管理しています。

それは、この国では、医療の第一線の現場で働くジェネラル・プラクティショナーが最も良く医療事情を把握していて地域に密着しているものとして考えられているからなのです。

（※£１・００＝¥１５５（二〇〇九年六月レート）を用いて換算。以後本文書中に出てくる円表記はこのレートを用いて換算しています。）

このナショナル・ヘルス・サービスという新しい医療システムには主に三つの特徴がありました。一つ目に、このシステムはほぼ１００％税金でまかなわれ、裕福な人間は貧しい人々よりもお金を多く支払ったこと、二つ目は、一時的にイギリスに住む人も、旅行者も、誰もが医療サービスを受けられたこと、三つ目は、治療費は診察を受けるときには完全に無料であったことです。

ナショナル・ヘルス・サービスの存在はイギリス医療において大切な役割を占めていて、その構想は二つの大切な意味を持っています。一つは、医学の進歩に伴う医療費の増大を食い止めるためのもの、もう一つは、安定した医療の提供を可能にするためのものです。後者に関して詳しく言えば、その時の政権に応じて医療への資金分配が変わり、安定した医療を提供できないという事態を避けるという意味があります。国民に常に安心を与える安定した医療サービスを供給するための組織、それがナショナル・ヘルス・サービスなのです。

Ⅳ　第三者機関による医療の監視

ここでいう第三者機関とは、非医療者、非政府関係者ということです。このような組織は内部市場という医療制度に競争原理を取り込んだシステムを廃止した後にできました。ここで第三者機関の前に内部市場について少しお話しします。

「内部市場」はイギリス医療を語る上で欠かすことのできない歴史上の転換点です。一九四八年より皆保険制度を導入したイギリスでしたが、医学の進歩に伴い、その医療費は莫大となり、その時に合わさって起こったオイルショック、看護師のストライキ、フォークランド紛争等のさまざまな出来事によってイギリスは一気に財政危機へと陥ります。それを建て直そうと試みたのが、有名な、保守党のマーガレット・サッチャー首相だったのです。医学の進歩、そして皆保険制度によって十分な医療を受けられるようになった国民の医療への期待は高く、とどまるところを知りませんでした。国民にとって医療は完璧なものであって、何でも治せるものであったのです。そのため、国民の要求は国が供給できる限界を常に上回るようになりました。しかし、実際には医療資源は限られていて、医学で全てが可能になる、そのように人々に希望を抱かせることはできなくなってしまったのです。それを見て、サッチャー政権は、医療現場に「内部市場」と言われる競争原理を取り込み、医療者同士で患者の取り合いをすることによって、患者へのサービスの質を保ちながら、医療費の削減を図ろうとしました。具体的には、ジェネラル・プラクティショナーに予算を分配し、その予算のもとで全てをまかなってもらうのです。政府としては、それ以上の出費が必要ありません。そして、大学病院に患者を紹介する役目がもともとあったジェネラル・プラクティショナーが、患者を大学病院に紹介し、かつお金も払うのです。そうすると、予算のほしいジェネラル・プラクティショナーも競争する上に、病院を維持するためにジェネラル・プラクティショナーから患者を紹介してほしい大学病院も競ってサービスを向上し、費用を安くしようと心がけます。

しかし、この政策は失敗に終わったのです。一九九七年の総選挙で労働党が勝利をおさめ、「内部市場」は廃止されました。このシステムの問題点は大きく三つありました。

もう皆さんはお分かりかもしれませんが、この政策では、肝心な真の買い手である患者が蚊帳の外なのです。実際に、患者のための医療を購入していた人はジェネラル・プラクティショナーで、患者自身ではないのです。それなのに、患者のために競争原理を医療界に取り込むという政府の掲げる政策には少し矛盾が生じていました。

二つ目は、患者における不平等性が生じるということでした。大学病院等のジェネラル・プラクティショナーから紹介される側の病院は、無論、予算をより多くもらえるジェネラル・プラクティショナーの患者を診ます。すると、患者への治療、待ち時間などに差が出てきてしまいます。つまり、予算を持っているジェネラル・プラクティショナーと持っていないジェネラル・プラクティショナーの患者とでは待遇が異なったわけです。

三つ目は、医師患者関係における不安定性です。今まで医療の第一線で患者を診ていたジェネラル・プラクティショナーですが、経営者としての手腕がこの頃から問われるようになりました。すると、もはや診療に専念することはできません。診療予算の枠内に経費を抑えようとしてサービスの質を低下させることによって、医師と患者の信頼関係は崩れてしまうのです。医師は病状だけでなく、診療所の経営状態も考慮にいれて治療的判断を下さなければならなくなるので、患者は最善の治療が施されているとの安心感が持てなくなるわけです。

このように、医療サービスの質、そしてそれにかかるお金（医療費）は大変大きな問題でした。そして、この「内部市場」の反省からできたのが、ヘルスケア・コミッションという独立した監視機関だったのです。これは、イギリスにおける継続的なヘルスケアサービスの向上を目指すもので、二〇〇四年に設立されました。この機関は毎年一回、ナショナル・ヘルス・サービスがその政府の予算をしっかり守り、経営を行っているかも監査しています。また、ナショナル・ヘルス・サービスが提供する医療について、その質と安全性について評価・報告します。イギリスの医療の面で国民の期待にこたえるためにはどこを改善していくべきかを調査し、問題点に関しては徹底的に調査します。調査結果は公表し、誰でも自由にアクセスできるようにしています。特に注目されているところは、患者の安全や清潔さ、治療における患者の尊厳の遵守などを始めとした国民が気にしている医療サービスの質や、待ち時間、資金の使い方です。薬物コントロール（薬物が正しい用法・用量で投与されているかどうか）、放射線への曝露（X線やCT、放射線治療含む）も評価されます。以上の評価項目は四段階で、最良、良、可、不可（Excellent, Good, Fair, Weak）によって評価されます。

〈ヘルスケア・コミッションの目的〉

●ナショナル・ヘルス・サービスやその独立機関におけるパフォーマンスの評価・格付けをする上で、公平で、信頼性の高いシステムを通して、患者、そして人々にとってより良いヘルスケア・健康の促進をすること

●苦情・懸念事項・ヘルスケアの欠点の申し立てに対しては迅速かつ適格な対応を通して人々を保護すること

●イギリスのヘルスケアの質、及びそれらをどうすれば向上することができるかという情報を、信頼のできる、中立な、かつ実践的に意味のあり、入手しやすい形で提供すること

●人々の健康における不平等性を減ずる行動を促進し、全ての人々が、その学歴、生活環境などのバックグラウンドに関わらず、同じ質のヘルスケアを受けることができるように人の尊厳の尊重を促進すること

●ヘルスケア組織に対する影響と、医療費に対するサービスの提供においてその統合・向上の面でリーダーとしての機能を果たすこと
●世界レベルの評価システム及び規制を行う組織を構築すること

（HCCのHPより全文引用・川崎訳）


また、この機関の活動内容に関してはフィードバックとして更に外部機関によって評価されています。

もしナショナル・ヘルス・サービスのトラストにおいて患者に安全な医療が提供できていないと判断された場合、この機関の介入が入ります。医療サービスの状態がひどく、至急改善されなければならない場合は、全面的にこの機関が介入する形となります。

この機関は政府組織ではなく、完全に独立した組織であるため、Department of Health（日本の厚労省にあたる）とは密接な関係をもって医療を進めています。必ず調査結果はその大臣に報告し、改善すべき点などを指摘します。

この組織はエクゼクティブ・チームとコミッションから構成されています。コミッションが意志決定を行う機関であり、15名のメンバーから成っています。そのうちの過半数は医療

関係者、ナショナル・ヘルス・サービス関係者であってはならないと定められています。コミッションのメンバーによるミーティングは定期的に行われており、誰でも傍聴できるようになっています。傍聴受付の担当者がいて、傍聴はできないが、ぜひ委員に質問をしたいという人はその担当者にメールを送るシステムまでもが確立されています。このように、この機関は、単なる監視機関に限らず、広く国民の意見を必要としています。何か自国の医療に対する不満や疑問があればここに電話するようになっているのです。

＜ヘルスケア・コミッションのサービス理念＞

●専門的でかつ有益であること

・我々は人々に、敬意を払い、一人ひとりに平等に対応します
・我々は質問・懸念・問題に対し、徹底的にお応えし、我々のできる限りのことを行います
・我々は、起こった問題を明確に説明することに全力を尽くします
・我々は、一人ひとりに異なったニーズがあるということを認識し、これを考慮します
・いつでも可能であれば、常に同じスタッフがあなたのご要望にお応えします

・我々が過ちを犯した場合、誠心誠意謝罪し、それを取り返すために全力を尽くします

●有益かつ正確でタイムリーであること

・我々は、提供するいかなる情報も公平・正確であり、かつ異なった形式でも入手可能であることを約束します

・我々は、全ての質問・懸念・問題に迅速に対処し、時間がかかる場合には、必ずそれを通知致します

・助言を求める場合、我々は有能なエキスパートに意見を求めます

・情報保護や情報共有において、我々はそれにまつわる全ての規則に従います

●学習組織

・我々は、継続的に自分たちを向上するために、活発にフィードバックを求めます

・我々は、コメントや苦情に対して積極的に対応し、我々がそれから学んだことを説明します

（ＨＣＣのＨＰより全文引用・川﨑訳）

無論医療に対して不満があるからといってすぐにここに連絡をするものではありません。まずは担当の部署（ＮＨＳやＮＨＳダイレクト等）に電話をし、誠意ある対応が見られずまだ不満であるならば初めてここに連絡をします。この機関はその連絡を受けてから5日以内にその担当者から直接その患者に連絡を取り、事実関係を確認し、実際にどのような医療が行われているのかの調査に入ります。調査結果は本人に原則20日以内に報告されます。それでもまだその結果に不満がある場合には、更に追加調査を要求することもできるのです。ただし、それはその件における今までのヘルスケア・コミッションの調査内容が正しいこと、また、それが十分でなく、更なる調査が必要と判断される場合のみに限ります。その場合の追加調査は30日以内に終え、その結果は本人に報告されます。もし30日以内に結果がでない場合には、その20日おきに進捗状況を報告します。それでも納得のいかない場合はもはやこの組織ではなく、その上の組織に連絡することとなります。その組織はクレーム対応の専門組織であり、医療に限らずイギリスにおいて提供される全てのサービス（特に政府関係組織、省庁）に対するクレームを取り扱っています。

二〇〇九年四月一日よりヘルスケア・コミッションは他二つの団体と統合し、ＣＣＱ（ケア・クオリティ・コミッション）となりました。他二つの団体は、いずれも介護、福祉を扱うソーシャルケア団体であり、イギリスにおけるヘルスケアとソーシャルケアのコントロールを一括して行うこととなります。この二つの領域（ヘルスケアとソーシャルケア）はすでに一九三〇年頃から関係があり、密接です。統合することにより、全部で２５００人を抱える大きな組織となります。今後一層イギリス医療サービスの質のチェックが厳しくなるものと考えられます。

Ｖ　日本版総合医（家庭医）へ

私が日本の医療にあって欲しいのは冒頭にも述べたように、以下の三つの存在です。

１ジェネラル・プラクティショナーという専門医の存在

２ナショナル・ヘルス・サービスという皆保険制度維持組織の存在

３医療を監視する第三者機関の存在

イギリスの医療制度、そしてその姿勢において大切な差が日本との中にあります。同じ皆保険制度をもっているにもかかわらず、イギリスナショナル・ヘルス・サービスは60年の歴史の中で、変化し続ける世界と時代の中で、それに対応すべく常に変化を求め、人々にとって医療サービスが良くなるよう務めてきました。

イギリスの皆保険制度におけるジェネラル・プラクティショナーの役割は非常に大きいといえます。今日でもイギリス医療の最前線で彼らは患者の治療にあたっています。そして、それをうまく運営管理しているナショナル・ヘルス・サービスがあり、それら全体を監視し、この国の医療を客観的に評価する第三者機関が存在しています。

この中で、逆にイギリス医療の欠点とも言われているところは、アクセス制限がかけられているところです。しかし、アクセス制限は本当に悪いものでしょうか？ アクセス制限とは、患者が自分の体の調子が悪くなったときに最初に診察を受けるのは必ず自分のかかりつけのジェネラル・プラクティショナーであるというルールです。ジェネラル・プラクティショナーをとばしていきなり病院に押しかけることはできません。現在日本はジェネラル・プラクティショナーがいない上に、フリーアクセス権があります。故に、単なる風邪でも大学病院で一日並んで、専門医に診てもらう患者もいます。しかし、患者はそのために一日仕事を休み、大学病院で待たなければなりません。その上患者もとても多いので、あまり長く診てもらえません。医師は、その患者を長く診たくても時間に制限があり、かつ本来自分が専門とする領域の病気の治療があまりできない状態にあります。このことを考えると、決してアクセス制限そのものが悪いものとは一概には言えないのではないでしょうか？

私が最後に述べたいことは、上記の三つのメッセージに加え、イギリスの医療を変えたのは国民であるということです。イギリス医療を一九四八年、またはそれ以前から現在の形にまでしたのはまぎれもなく国民一人ひとりでした。国民の意思表示が最良の医療制度へとつながったのです。良い医療制度は、政府だけの仕事でも、医師だけの仕事でもありません。国民全員が協力することにより、共に見つけ出していくものなのです。それが現在のイギリス医療の監視制度を生み出し、国民全体で医療を良くし、皆保険制度維持への動きへとつながっているのではないでしょうか。

制度の導入や変更だけでは限界があります。実際にサービスを提供する側、受ける側が向き合って共により良いものを作り上げようとするところに未来の理想の医療が待っているのではないでしょうか。この文章を通して、ただイギリスの医療から学ぶ、真似をするというだけでなく、このことによって少しでも国民全体で、共に自分たちの医療を作り上げていくということになれば幸いです。

謝辞

本書籍を執筆するにあたり、多くの方々にお世話になりました。特に、国立がんセンター中央病院院長、そして医療における安心・希望確保のための専門医・家庭医（医師後期臨床研修制度）のあり方に関する研究班班長でいらっしゃいました土屋了介先生には研究班の中で私たち学生が家庭医について発表する場をいただき、大変お世話になりました。そのような機会をいただくことがなかったら、家庭医療についてこれほど真剣に調査し、学生同士で熱心に議論をすることもなかったのではないかと思います。そして、その研究班の中で英国家庭医について発表された英国家庭医学会前会長のロジャー・ネイバー先生（Dr. Roger Neighbour）にも家庭医療について丁寧にご指導いただきました。慶應義塾大学医学部漢方医学センター長渡辺賢治先生には、執筆当初からご指導いただき、学生時代に本を執筆する素晴らしい機会を与えていただきました。

この場をお借りして御礼申し上げたいと思います。誠にありがとうございました。

〔参考文献〕

・ＮＨＳ　http://www.nhs.uk/Pages/homepage.aspx

・『イギリスの医療改革　患者・政策・政治』ジョン・バトラー著　中西範幸訳
株式会社　勁草書房　一九九四年第一刷発行　p.208,22,76,49,141,119,120

・『National Health Service History』Geoffrey Rivett著
http://www.nhshistory.net/intro1.htm

・Wikipedia
http://en.wikipedia.org/wiki/National_Health_Service_(England)
http://en.wikipedia.org/wiki/General_practitioner#United_Kingdom

・Health Research News Vol.25　二〇〇〇年十月

http://www.pfizer-zaidan.jp/pdf/hrn25ligh.pdf#search='Thatcher internal market'

・『英国のGeneral Practitioner』第２２７３号　高橋晃
医学書院　一九九八年一月十九日
http://www.igaku-shoin.co.jp/nwsppr/n1998dir/n2273dir/n2273_16.htm

・Department of Health　http://www.dh.gov.uk/en/Home

・Royal College of General Practitioner
http://www.privatehealth.co.uk/privatespecialists/

・Care Quality Commission　http://www.cqc.org.uk/

・Nation Master.com
http://www.nationmaster.com/country/uk-united-kingdom/hea-health

・Health Care Commission
http://www.healthcarecommission.org.uk/homepage.cfm
・特集:社会保障と社会保障研究の現在―一九八〇～二〇〇〇年
『イギリス社会保障の動向と現在』　樫原朗
http://oohara.mt.tama.hosei.ac.jp/oz/517/517-1.pdf
・Economic & Social Data Rankings
http://dataranking.com/country.cgi?LG=j&CO=29
・『イギリス医療と社会サービス制度の研究』　渡辺満著
株式会社渓水社　平成十七年四月一日発行
p.1,8,10,11,15,23,28,77,97,106,110,111

第二部　アメリカ家庭医療からの三つの贈り物

慶應義塾大学医学部　大西卓磨
慶應義塾大学医学部　玉井博也

序

私たちがアメリカの家庭医療の現状を調べ、数多くの利点・欠点を学ぶ中、どうにかして日本にも導入したいと思い、ぜひみなさんにも知っていただきたい利点が三つあります。

それは次の三つです。

・健康診断が予防・早期発見・治療に結びついている！

・グループ診療が未来を開く！

・家庭医療は専門科である！

これらは単にアメリカ家庭医療の中で優れているというだけではなく、日本においても実現可能であり、かつ日本で実現すれば大きなメリットがあると考えられる事柄です。

この第二部では右の三つの利点に沿ってアメリカ家庭医療を紹介していきます。

「家庭医」と聞くと何を想像しますか？　近所の「かかりつけ医」を想像するかもしれません。もちろんアメリカの家庭医も「かかりつけ医」であることに変わりはありません。しかしアメリカでは「家庭医療」を「内科」や「外科」「精神科」「小児科」のように一つの独立した科として扱っています。つまり「家庭医療」は男女を問わず、年齢を問わず、臓器を問わず、患者を継続的に診る医師を育てるための専門科であり、家庭医になる医師は「家庭医療学」の教育を受け、評価され、成長します。アメリカが包括的・継続的医療を実現するため、「家庭医療」を専門科とした決断の裏側にはこの「育てる」という考え方があるのです。

アメリカ家庭医の業務内容を見てみると、二つの大きな特徴が目を惹きます。

一つ目は、健康診断と予防・早期発見・治療の結びつきです。包括的医療をするための家庭医なのだから、当然だ、と感じるかもしれませんが、大切なのはこれがアメリカにおいてはすでに実現されているということです。包括的医療重視の考え方が、この健康診断と予防・早期発見・治療の結びつきという形になって現れています。この流れが切り離されずにつなぎとめられているのは、家庭医によって個々人の医療情報が継続的に管理されているからなのです。

二つ目は、グループ診療を行い、効率的に医療を提供することで、個人診療であったならば破綻しているであろう充実した医療の提供に成功していることです。24時間体制の医療の提供、女性医師の産後復帰、医師同士の切磋琢磨など、グループ診療による恩恵は計り知れません。

理想の日本版総合医・家庭医を作るためにアメリカの家庭医療から学べることは何なのか。

あなたがこの第二部を読み終わる頃に頭の中に具体的な医師像が少しでも浮かんでいれば幸いです。そしてこの本が、日本版総合医・家庭医についてより知識を深め、深く考えるきっかけとなることを願っています。

Ⅰ　アメリカ家庭医入門

1　アメリカ家庭医療の歴史

アメリカの家庭医療（Family Medicine）は一九六九年に一つの独立した診療科として生まれました。一九六九年以前、アメリカでは総合医（General Physician）と呼ばれる医者が「かかりつけ医」としての役割を担っていました。これら総合医は、内科や外科等、専門のトレーニングを受けずに、医師免許取得後すぐに開業した医師でした。第二次世界大戦後、医療知識が膨大になり、医療技術が進歩すると、多くの医師が自身の業務内容を専門化することを望むようになりました。こうして始まったのが現在まで続く高度専門化の流れであり、一九三八年に医師全体の７９・２％をも占めていた総合医は、一九七〇年には１７・３％にまで減少することとなります。

これに対し、医療の断片化、細分化を危惧する声が高まると共に、包括的・継続的な医療を提供する「かかりつけ医」の必要性が叫ばれるようになり、一九六九年、ついに20番目の専門科として「家庭医療」が産声をあげることとなります。

以来、「家庭医療」の専門医である家庭医（Family Physician）が毎年多数輩出され、今では内科に次ぐ規模の診療科となっています。

2 プライマリケア医とは

家庭医はプライマリケア（初期診療）医の一つです。ここで述べるプリマリケア医とは、包括的・継続的な医療を提供するために、特別に訓練された熟練したかかりつけ医であり、様々な状況（外来、入院、救急医療、デイケア、在宅介護、長期医療）で生じる多様な医療ニーズ（健康増進、疾患の予防や早期発見、急性・慢性疾患の管理など）の大部分を担います。プライマリケア医は患者と継続したパートナーシップを組み、費用対効果に優れたケアを達成します。また、他の専門科の医師に相談・紹介を行うこともあります。臓器別の専門医でないと治療のできない、プライマリケア医の医療の範囲を超えるような病気に関しては、その病気の専門医と協力し、相談しながら治療を行うのです。

アメリカでは、プライマリケアを担う専門科が主に三つあると考えられています。それは家庭医、総合内科医、総合小児科医です。これらの科の医師を一括してプライマリケア医と呼びます。割合は家庭医が最も多く約40％、総合内科医が約25％、総合小児科医が約20％です。

この中で、家庭医が最も理想のプライマリケア医に近いとされています。総合内科医や総合小児科医はそもそも対象を成人や小児に限定してしまっていますが、家庭医は年齢、性別、臓器、疾患、症状を問わず、さらに、患者の生物医学的背景だけではなく、社会心理学的背景も組み入れて診ることを目標としているからです。家庭医療は医療の細分化に伴いプライマリケアを担う医師が減っている中で、プライマリケアの専門医を生み出すために設立された科です。つまり、始めからプライマリケアを目指して作られたものなのです。

家庭医と総合内科医の違いを、もう少し具体的に見てみましょう。先に述べた通り、総合内科医は成人を対象としていますが、家庭医は成人も小児も診ます。実際、アメリカでは小児の20％は小児科医ではなく家庭医が診察しています。そして最大の違いともいえるのが産科領域を扱うかどうかです。家庭医は産科領域を扱うことができ、このことは地域医療を支えるにあたって非常に重要です。家庭医は自身が扱ったお産で産まれてきた子供のかかりつけ医として、長きに渡ってその家庭とかかわって行くことになります。さらにお産の時に立ち会った家庭医が、その後乳がんの定期検診も担当するようになります。

産科領域以外にも、家庭医は日常起こりうる頻度の高い疾患を整形外科、皮膚科、眼科、耳鼻咽喉科、精神科など様々な領域にまたがって扱います。これらの領域にまたがる疾患は日常生活で遭遇する健康問題の中でかなりの割合を占めます。切り傷、擦り傷、骨折、痒み、腰痛、頭痛、耳鳴りなど挙げればきりがありません。重要なのは、家庭医はコモン・ディジーズ（日常起こりうる頻度の高い疾患）についての専門家であり、それらの疾患については直接患者の健康問題に対処すると同時に、自身で対応できない問題については他の専門医に依頼する、ということです。つまり、自分で治療できるものか、それとも専門医に頼まなければいけないものなのかの判断も行っているのです。自身の健康問題を解決するのにどの科に行けばよいか、患者側が考えるのではなく、家庭医がその役割を担っているわけです。

また、教育現場において、総合内科医は病棟や一定規模以上の病院の外来で学びますが、家庭医は診療所やコミュニティーでも学びます。総合内科教育の中にも、外来診療教育の比重を高く設定したプライマリケアコースや、診療所での継続外来診療や住宅医療、緩和ケア研修を取り入れているところもありますが、それらは特殊な例であるとともに、はじめから地域医療の包括的な担い手を目指したというよりは、社会のニーズに対応して方向転換した、という意味合いが強いようです。

3　家庭医は何をするか

家庭医と他のプライマリケア医との違いを見てきましたが、ここでは、家庭医の仕事内容を具体的に見てみましょう。

（A）急性疾患の予防と治療　（B）慢性疾患管理　（C）健康増進　（D）ホスピタル・ケア　（E）マタニティ・ケア　（F）一次精神ケア　（G）リハビリテーション

（H）小児の健康と発達のケア　（I）看取り医療

家庭医の仕事が非常に多岐に渡り、前述したように、①年齢、性別、臓器、疾患、症状を問わない、②患者の生物医学的背景だけでなく、社会心理学的背景も組み入れるという医療を行っていることが分かります。

これらの項目を総合的に扱うという事が家庭医の特徴である事もさる事ながら、「急性疾患の予防」「健康増進」「看取り医療」など、家庭医以外担い手がいないのではないかと思われる事柄もあります。

患者が家庭医にかかる理由は左の表のようになっています。一般健診と小児健診をあわせて、健康診断が大きな割合を占めているのがわかります。詳しくは「Ⅱ健康診断の結果が予防・早期発見・治療に結びついている！」で述べますが、健康診断の結果を活かして行くためには家庭医の存在が不可欠なのです。

1	一般健診	6.4%
2	咽頭・頚部症状	5.6%
3	せき	5.4%
4	高血圧	4.4%
5	感冒症状	3.9%
6	背中の症状	3.0%
7	耳痛	2.5%
8	腹痛	2.2%
9	頭痛	2.1%
10	小児健診	1.9%

また、せきや、耳痛、背部痛、頭痛、腹痛など、非常にありふれたものではあるけれども、原因が特定しにくい症状が多いことが分かります。家庭医は臓器別の診療科の枠を超えてこれら症状に対処する視点を持ち合わせています。さらに具体的な手技としては、動静脈ライン確保から、聴力検査や肺機能検査、内視鏡を用いた検査、いぼ

の切除や縫合、胸腔穿刺のような外科的手技まで幅広い処置を行うことができます。

4 家庭医の統計

家庭医の具体的なイメージが浮かんで来たところで、アメリカで実際に家庭医はどのくらいいて、他の専門科との関係はどうなっているのかを見てみたいと思います。

日本の人口は約1億3千万人で、医師は全部で約28万人います。一方アメリカでは、人口約3億人のうち、医師が約72万人います。この72万人の中で、家庭医は約7万4千人で、うち男性が65％、女性が35％です。一九九〇年の時点では男性83％、女性17％と、少しずつ女性の割合が増えてきています。毎年約3千人が新しく家庭医となり、男女比はほぼ半々なので、やがては家庭医全体でも男性と女性が同じ程度の割合を占めるようになるでしょう。

また家庭医の収入は年平均16万ドルで、31万ドルの皮膚科医や40万ドルの放射線診断医、43万ドルの循環器専門医と比べると多くはありません。アメリカでは医師が保険会社に支払う保険料も分野により異なるため、一概に収入だけでは比較できませんが、他の科と比べ、収入がよいとは言えないようです。

Ⅱ　健康診断の結果が予防・早期発見・治療に結びついている！

健康診断の結果と、その後の医療との連携不足は日本の医療における大きな問題の一つです。わかりやすい例として、ある一人の会社員Aさんの例を挙げてみます。

Aさんは会社員で、会社の指示で1年に1回健康診断を受けることになっています。例年通り診断を受けたAさんに、ある日、ペプシノーゲンの値が少し悪いという検査結果が届きました。しかしその紙には「胃の萎縮が見られる可能性があります。1年以内に病院で精密な検査を受けてください」ということが書いてあるだけだったのですが…。

これがまず一つ目の問題点、「丸投げ」です。健診を受けて、「何か異常が起きている可能性がありますので1年以内にどこかの病院で受診てください」と言われても、いつ、どこに行けばいいのかという指定はありません。ただ結果を渡すだけで、その後の行動はサポートしてくれません。仕事が忙しく余裕がなければ、結局次の年の健康診断まで何も受けなかったということも十分にあり得るのです。

それでAさんは少し家から遠いが、有名な大学病院に行くことにしました。「胃の萎縮」というのが果たして何なのかは分からなかったのですが、相談できる医療関係者も近くにいません。仕事が休みの土日は外来診療をしていない、との事なので、上司に頼み、有給休暇を使い平日に行くことになりました。長い時間待ち、その大学病院の消化器内科で胃カメラを飲みました。紹介状がないから、という理由で何かの料金が追加で請求されたようです。

これが二つ目の問題点、「大病院大混雑」です。Aさんはいつ、どこに行けばよいか分からなかったにもかかわらず、健康診断を行った医療機関からは一方的に通知が来ただけで、相談できる医療関係者も身近にいなかったため、不安を覚え、有名な大学病院へ行くことにしたのです。大学病院は非常に混んでおり、長い時間待った挙句、簡単な検査をして帰って来ることとなります。Aさんはこの検査のため有給休暇を使い、丸一日を費やすことになり結果的に不満が高まります。さらにここでは大学病院の専門医が胃の萎縮をチェックするために時間を使っています。日本人で発生頻度が高く、大学病院でなくても行えるような胃癌関連の検査を大学病院にいる高度医療の専門医が行い、この医師は忙殺されているのです。多忙な医師は一人当たりにかけられる時間も少なく、当然、Aさんはここでも自分の体に何が起こっているのか、分からないまま不安な気持ちで診察室を出ます。

後日大学病院に結果を聞きに行くと、結果は「異常なし」。Aさんは日常生活に戻り、翌年の健康診断を迎えます。結果は「胃の萎縮がある可能性があるため、1年以内に病院で精密な検査を受けてください」とのこと。その後Aさんが再び病院へ行くことはありませんでした。

これが三つ目の問題点、「健診難民」です。結果は「異常なし」。それでは今回の検査はなんだったのか。何も分からないまま終わり、そして翌年、同じことが繰り返されます。Aさんの医療に対する不信感は増すばかりです。

このように現在の日本の健診制度は多くの問題を抱えています。

それではアメリカの家庭医によって実現されている健診→予防・早期発見・治療の連続性とはどのようなものでしょうか。

アメリカに住む日本人のB子さんは今年も健康診断の時期が来た事をはがきで知りました。自分を昔からよく知っている家庭医のC医師に、毎年行っている健康診断をお願いしました。仕事をしているB子さんは帰宅が夕方になってしまいますが、幸いC医師は診察をしてくれると言います。子供の健康診断も一緒にお願いすることにしました。周りの友人は健康診断で胃カメラの検査はしないそうですが、B子さんの場合は毎年行っています。また昨年、「正常値の範囲だが、ここ数年は血中コレステロール値が高くなっています」と言われたので、食べ物には気をつけるようにしてきました。今年はどうなっているだろう。

B子さんやその家族は、何か健康上の問題を抱えた時には決まった家庭医にかかるようにしているので、健康診断の結果のみならず、日常の健康問題などのデータを蓄積することになります。これら情報が多いということだけでなく、時間的な変化も家庭医は把握しています。異常値になって初めて問題とするのではなく、将来発生する可能性のある健康上の問題を未然に防ごうと努力しているのです。そして患者側も、検診結果について丁寧な説明を受けることで状況を理解し、生活習慣の改善に自ら積極的に取り組むことになります。通常アメリカでは胃癌が日本ほど多くなく、定期健診では検査を行いませんが、日本人のB子さんの場合には検査をする、というようにカスタマイズされています。B子さんも自分に合わせてカスタマイズされた検査なのだから、本当に必要なのだろう、と定期健診は毎年欠かさず行くことにしています。

また、アメリカでは健康診断の受診率を上げるため、多くの医療機関がリマインダー（注意喚起のためのお知らせ）を行っています。受信者に健康診断の時期になった事を知らせるはがきが来るので連絡をして予約をしたり、受診日が近づいてくると、「あなたは何月何日に予約が入っています」と手紙やメールで連絡が来るようなシステムになっています。結果的に検診を受けられなかった場合にも、後日定期健診を受けるように連絡が来ます。多少しつこいと感じるかもしれませんが、健診があることを思い出させ、担当する患者全員に確実に定期健診を受けてもらうような仕組みができ上がっているのです。

今回はコレステロール値の例でしたが、骨粗しょう症の検査の場合も同様です。たとえ基準値内に収まっていたとしても、過去の値と比べて悪化しているようであればサプリメントを処方するなどの対処を行うことができるのです。

また、患者の情報は家庭医の元に一元化され、これはその家庭医だけが使うのではなく、専門医に患者を紹介する際にも活用されます。どこに連絡すればその患者の情報が分かるのか、明確になっているのです。

日本では毎年健康診断がしっかりと行われているにもかかわらず、その結果が受診者に丁寧に説明されていないことが多いのです。先に挙げた会社員Aさんが良い例でしょう。健康診断の結果や日常の健康上の問題はバラバラでつながりを持っていません。また、働いている人は会社で健康診断を受けることになりますが、家にいる主婦などは自分で病院を訪れる必要があり、現実に受診率が低くなっています。

アメリカ家庭医が行っているこの健康診断→予防・早期発見・治療の流れの連続性に目を向けると、医療は患者のためにある、という医療の原点を考えさせられます。現在の日本で失われかけている医療に対する信頼を取り戻す上でも非常に重要なキーポイントであると言えるでしょう。

Ⅲ　グループ診療が未来を開く！

米国家庭医療学会が家庭医免許の更新の際に調べた家庭医の診療形態では、三人以上のグループ診療を行っている割合が44％、二人組での診療が13％、個人診療が17％と、二人以上での診療が大多数を占めています。これはグループ診療をすることにより効率的な医療を提供することができ、さらにそれが浸透している、という事です。

ではグループ診療の利点とは何なのでしょうか。

家庭医療という特性上、夜間や休日でも対応しなければならない事があります。日本のように一人で仕事をこなす場合、夜間や休日の診療や救急対応、電話相談などすべてを一人で対応していては体が持ちません。しかし、グループを組めば、夜間の診療や救急対応、電話当番をローテーションで行うことができます。これらの事は、患者側、医師側双方にメリットがあります。

患者は自分や家族が病気になった際、いついかなる時にも医師に相談をしたり、診てもらったりしたいと思うのと同時に、日常生活を安心感を持って送りたいと思うでしょう。医師側は家庭医療の実現のために全てを犠牲にする必要はなく、また心身ともに充実した状態で患者に対応することができます。また、グループで医療を行えば、判断に悩む場合に相談したり、疑問点をぶつけたりと、お互いの知識を高め合うこともできます。

一人の医師にかかる負担を軽減できることは女性医師にとっても大きな利点があります。グループで仕事をシェアすることが出来れば、フルタイムで働かなくても良いので、子育てをしながら医師を続けることもできます。実際、女性医師が妊娠した場合、自分が現在担当している患者に対し出産期間休む旨を書いた手紙を送ります。受け持ちの患者は、彼女が休んでいる期間は同じグループのほかの医師が責任をもって診ることになります。グループ内でカルテを共有しているため、患者は自分の容態について一から説明する必要はありません。しばらくして、産休を終えて女性医師が帰ってくれば、代わりに診ていた医師から患者の容態についてフィードバックされます。このようなワークシェアが確立されれば、家庭を持った女性医師でも安心して医療に参加できるでしょう。日本は医師不足の解消を医学部の定員を増やすことだけで対処しようとしていますが、家庭のために医師をやめた女性が仕事に復帰できれば即戦力であり、有効な解決方法といえるでしょう。

そして将来にわたって安定的に質の高い家庭医療を提供するという観点から考えた場合、患者と医師双方に利点がある、という事が大切です。患者に不満があれば患者のための医療が成立しないのはもちろん、医師に不満があれば医師が不足し、また医学部の卒業生は家庭医療を選択しなくなります。医師がいなくては医療は成り立ちません。

グループ診療は限られた医療資源を有効に活用するための鍵となるはずです。

Ⅳ　家庭医療は専門科である！

アメリカにおいて家庭医療が専門科であることには大きな利点があります。それは専門科とすることで、家庭医療を現実のものとしたという事です。専門科として定めることで、そもそも目指すべき家庭医とはどのような存在なのか、そしてそのような家庭医を効率的に育てるためにはどのような教育プログラムを作ればよいのか、教育プログラムやそのプログラムの修了者をどう評価するのかなど、家庭医療をより現実的なものとすると同時に、家庭医療の質を保ち、かつ効率的に家庭医を養成することができるのです。

アメリカの家庭医療学会は関連する様々な団体と協力して教育プログラムのガイドラインを作っています。ここでは患者啓蒙、青少年の健康、災害医療、疾病予防、医療倫理、リスクマネージメントなども含め、家庭医療が扱うありとあらゆる項目が取り上げられています。これらの項目を学ぶのに必要な姿勢や知識、技術、情報源などがガイドラインに盛り込まれており、大学や病院の家庭医療プログラム担当者はこれを参考にし、自身のプログラムに磨きをかけます。こうして作られたプログラムはＡＣＧＭＥという卒後教育の認定組織によって評価・認定されます。ＡＣＧＭＥの家庭医療部門はアメリカ医学会や病院協会、医学校連盟などで組織されてはいるものの、独立した一組織として厳格に認可を行います。実際に認可が取り消されるプログラムも存在します。このようにして家庭医療教育の質を維持しているのです。

プログラム終了者はＡＣＧＭＥとは別の組織で、免状の発行団体の試験を受けることとなります。アメリカやカナダ出身者では合格率は90％前後であり、家庭医療教育ではプログラム自体を厳密に評価し、そのプログラムを終了するという事自体が一定水準の家庭医療を習得したと評価されているとも言えます。家庭医療のように特に患者との包括的なやりとりが要求される状況では、数日で終わってしまう試験ではなく、プログラムを通して長きにわたって研修医を評価する方が優れているのではないでしょうか。

もう一つ、家庭医療を専門科とすることのメリットは医療計画です。先に家庭医の統計を出しましたが、勤務形態の調査は免許の更新の時に行ったものでした。どの地域でどのくらいの医師がどのような医療を提供しているのか、そしてそれらがここ数年で変化しているのか、などは医療計画を立てる上での基本です。このような統計なしに医療計画を立てることは限られた医療資源の活用という観点から言って得策ではないはずです。

V　日本版家庭医に活かす

これまで、①健康診断の結果が予防・早期発見・治療に結びついている！、②グループ診療が未来を開く！、③家庭医療は専門科である！、という三つの視点を紹介しましたが、そのメリットを分かっていただいたでしょうか。

ここからはこれらメリットにかかわるアメリカでの問題と、日本の現状を踏まえた上でどうのように導入すればよいのか、を考えて行きたいと思います。

アメリカ医療は非常に経済的な観点に支配されています。その理由は、医療の根幹である健康保険を民間会社が管理しているからです。

日本の国民皆保険制度の下では、医療費は基本的に3割以下の自己負担で、さらに自由に病院を選べ、何度でも病院へ行くことのできるフリーアクセス制ですが、皆保険制度の無いアメリカでは多種多様な民間医療保険があります。その多くはマネージドケアと呼ばれるタイプの保険です。

マネージドケアにはいくつかの種類がありますが、通常、加入者が医者にかかるときはまず、かかりつけのプライマリケア医を訪れなければならず、フリーアクセスは制限されています。このフリーアクセスの制限は包括的・継続的な医療を提供するという目的ではなく、コスト削減という考えのもとに生まれたものなのです。なぜこのシステムがコスト削減につながるのかというと、患者が病院へ行く回数が減ったり、コストの高い専門医へ行く機会が減るからという理由以外に、疾患の予防と早期発見が徹底されれば患者の健康増進につながるからという理由があります。疾患の治療にかかる費用は予防や早期発見にかかる費用とは比べ物にならないくらい高価であるのです。つまりアメリカにおいて実施されている健診項目や継続的な医療の提供システムは、疾病予防という点では非常に効率的なわけです。さらに患者側の異常に高い定期健診受診率の裏側には、定期健診を受けない場合、翌年の保険料が上がるという保険会社からの圧力があります。

被保険者が契約外の医師や、診察費の高い高度専門医に行く機会を減らすという観点で始まった制度により、強制的に特定の医師を「かかりつけ医」とすることで継続的な医療の下地ができ、さらに総合的な医療費削減のために予防や早期発見が重視されることで継続的な医療は発展を遂げました。幸いなことに、患者にとっても予防は病気になった後に受けるなどのような治療よりも望まれるものであったため、今日までこのシステムが継続しているといえます。

このような、経済的な考え方が医療を支配しているシステムには大きな不安を覚えますが、その結果として生じた健康診断と早期発見・予防・治療の結びつきは患者第一の医療を考える際にも、非常に有用である事は疑いようがありません。

一方でこの利潤追求の考え方が今、アメリカで家庭医療不信を生む原因ともなっています。先に「Ⅳ家庭医療は専門科である！」で述べたように、家庭医療学会を始め、各種団体は家庭医が行うことのできる多岐にわたる手技・内容を整理し、その教育方法のガイドラインを作っています。しかし、保険会社は訴訟リスクを恐れ、医師は保険会社に支払う高額な保険料を嫌い、自身の手技内容を狭める傾向にあります。顕著に現れているのが産科です。家庭医療教育の中でも、現在は産科領域をを必修としないプログラムが多くなっています。他にも、X線写真すら全く読めない（読もうとしない）家庭医も増えてきています。中には他専門医との橋渡しとしての仕事が中心となっている医師も存在します。

これでは包括的・継続的医療の提供を目指した家庭医療に対する不信が生じるのも無理はありません。

このような状況の中、アメリカ家庭医療に魅力を感じている医学校卒業生は減少の一途を辿っています。二〇〇七年に1177人のアメリカ医学校卒業生を調査したところ、家庭医を始め、プライマリケアに携わりたいと考えている卒業生はわずか2％でした。医学校卒業生は多くの借金を抱えており、その額は州立医学校卒業生で12万ドル、私立医学校卒業生では16万ドルと言われています。このような額の借金を抱えている卒業生にとって、医師としての収入は予想以上に大きく影響するのかもしれません。こうした事情からは、現在、アメリカ家庭医療も大きな危機を迎えているといえるでしょう。

しかし、たとえ現在危機を迎えているとしてもアメリカ家庭医療から学べることはたくさんあります。ここでアメリカ医療の問題を踏まえた上で、もう一度、①健康診断の結果が予防・早期発見・治療に結びついている！、②グループ診療が未来を開く！、③家庭医療は専門科である！という三点について考えてみたいと思います。

幸い、日本においてはアメリカのような極端な利潤追求の考え方はないどころか、世界に誇る公的国民皆保険を実現しています。日本には確かに総合医・家庭医という制度は存在していませんが、代わりに専門医が多様な疾患を診ています。そのため、日本の専門医というのは、互いに扱う領域に重なりが多いのが事実です。このような幅広い問題に一人の医師が対処するという下地がある日本はより総合医・家庭医を受け入れやすい状態にあると言えるでしょう。さらに日本には臓器別に扱う西洋医学とは異なった東洋医学もあるわけです。

今の日本では世の中が包括的・継続的医療を求め、医療システムとしても広範にわたりコモン・ディジーズを扱う医師が働ける状況にありながらそのような医療は実現していません。この最大の理由は医療に対する不信です。医師がどのような教育を受け、どのような手技を行うのか明らかでない状況では、患者は人数が多く多様な専門科が揃う大病院へと足を運んでしまいます。信頼できる総合医がいない（実際にいないのではなく、その医師を信頼していいと確信できないのですが…）からこそ、「総合」病院へ行く事になっているわけです。

家庭医療を専門科とすることのメリットはここにあります。厳密に管理されたプログラムを作ることで、どの総合医・家庭医も専門の教育を受け、一定以上の水準を保っていると社会が認めて初めて患者はそのような医師の下に集まるようになるはずです。

家庭医療を専門科とする、つまり総合医・家庭医の確固とした教育プログラムを構築することにはさらなるメリットがあります。現在医師不足が叫ばれ、ようやく医学部定員の増員が始まりましたが、その結果が現れるのは医師が育つ10年後より先の話です。このような状況にあるので、充実したプログラムを作り、少しでも効率的に若手医師を教育するという観点は非常に重要です。現在総合医としての役割を果たしている医師のほとんどは総合医・家庭医としての教育を受けてきたわけではなく、臓器別専門医としての教育を受けた後、臨床の場で少しずつ総合医としての技術を磨いてきています。これでは総合医になるまでに多くの時間が費やされることになります。学習効率の高い卒業したての医師が充実したトレーニングを受けることは医師不足を解消に導くはずです。

同じく医師不足に関してはグループ診療を活用すべきです。地域医療を目指す医師が挫折するのは、孤立してしまうからです。こんなに大変では誰も助けてくれません。また情報も入りにくくなります。新しい医学知識を得るため勉強しに行きたくても地域を離れるわけにはいきません。ましてや病気をするわけにもいかない。こんな過酷な労働条件もグループ診療ができればお互いにカバーしあえます。条件が整えば実際に地域医療を行う医師も増えるはずです。現在のように人生の全てを地域医療に費やすと決心した医師だけに依存していては、質の高い医療が維持されないのは明らかです。グループ診療は患者側に質の高い医療を安定して提供できると同時に、医師に対しても質の高い職場環境を安定して提供できる手段です。医学部卒業生が地域医療の選択を躊躇しないためにも、早急な実現が望まれます。

最後に、健康診断から予防・早期発見・治療の流れをつくることで、病気の悪化を未然に防ぐ、という医療を実現するにはどうすればよいのでしょうか。アメリカでは経済的な圧力により、イギリスでは制度という圧力により強制的に「かかりつけ医」を定めることで実現しています。フリーアクセス制度を取っている日本でどのように「かかりつけ医」を定着させるかは社会全体で、より積極的に議論しなければなりません。経済的・社会的な圧力なしに、総合医・家庭医に対する信頼が生まれ、自らの意思で「かかりつけ医」を選ぶようになることが理想でしょう。

重要なのは、社会、医療従事者の双方が、健康診断と予防・早期発見・治療を結びつける努力をする、ということです。アメリカでは家庭医が患者の情報を一元化していますが、電子ネットワークが発達した今日、医療の情報資源をより有効に活用しようという取り組みがあってしかるべきでしょう。

最後に、「教育制度がなければ医師は育たず、医師を育てるのには時間がかかる」ということは日本が現在の医師不足から学んだ教訓だと言えます。包括的・継続的医療の実現のために、一刻も早い家庭医（総合医）の専門科の創設が望まれます。

謝辞

家庭医療の世界に興味を抱いた後、本章の執筆に至るまでには、多くの方々のご厚意に支えられてきました。

国立がんセンター院長土屋了介先生は私たちに家庭医について調査をする機会と発表の場を与えてくださいました。ミシガン大学医学部家庭医療科准教授神保真人先生には、ご講演の資料を頂いたばかりでなく、アメリカ家庭医療及びその教育に関して広範かつ詳細な情報をお教えいただきました。また、医療ジャーナリストの早野真佐子さんにはインタビューをさせていただき、アメリカ家庭医の実際について貴重なお話を伺いました。

土屋了介先生、神保真人先生、早野真佐子さんを始め、お世話になりました大勢の方々にこの場をお借りして御礼申し上げます。

〔参考文献〕

・AAFP (American Academy of Family Physicians)
http://www.aafp.org/online/en/home.html

・ACGME (Accreditation Council for Graduate Medical Education)
http://www.acgme.org/acWebsite/home/home.asp

・ABMS (American Board of Medical Specialties)　http://www.abms.org/

・ABFM (American Board of Family Medicine)
https://www.theabfm.org/

・Idaho State University (ISU)　http://www.isu.edu/

・OECD (Organisation for Economic Co-operation and Development)
http://stats.oecd.org/WBOS/index.aspx
・『米国の医学教育から何を学ぶか』 廣瀬輝夫著　篠原出版新社　二〇〇三年
・『家庭医学・総合診療にみる医学留学へのパスポート』財団法人日米医学医療交流財団編
はる書房　二〇〇七年
・Primary care in the USA. Lancet; 369:1055(2007)
・Perry A Pugno et al. The solution to the US health-care crisis. Lancet(online);
doi:10.1016/S0140-6736(08)61600-1
・Masahito Jimbo. Family medicine: its core principles and impact on patient care and medical education in the United States. Keio Jouranal of Medicine;53:69-73(2004)

· Bridget M. Kuehn. Reports Warn of Primary Care Shortages. JAMA;300:1872-1875(2008)

· Richard Young et al. Family Medicine Residency Educational Characteristics and Career Satisfaction in Recent Graduates. Family Medicine; 40:484-491(2008)

· Karen E. Hauer et al. Factors Associated With Medical Students' Career Choices Regarding Internal Medicine. JAMA; 300:1154-1164(2008)

· Mark H. Ebell. Future Salary and US Residency Fill Rate Revisited. JAMA; 300:1131-1132(2008)

第三部　日本版総合医

慶應義塾大学医学部　吉野雄大

第三部　日本版総合医

Ⅳ 家庭医療の現場から 117

I　日本医療の光と陰

これまであったようにイギリスやアメリカでは専門領域としての総合医が確立されています。さて日本では、との流れになるのですが、さしあたり英米ほど整った総合医が整備されているわけでもなく、認知されているわけでもないのです。そこで今、日本で求められている総合医の重要性や役割などをこれまでの日本医療の歴史、そして現在の課題などを踏まえて考えていくことにします。

1　医師が足りない!!

今の日本の医療を語る上で、まず大きな問題として避けて通れないのは医師不足です。多くの人の記憶に新しい二〇〇八年十月の墨東病院で起きた〝たらいまわし〟の出来事も根本的な原因は医師不足だと言われています。この事件は、出産間近で脳内出血の症状が見られた東京都内の女性が7病院から受け入れを断られ、出産後に死亡していたことが明らかとなった出来事です。手術を受けた病院に到着するまで約1時間15分かかったこともわかっています。リスクが高い新生児と妊婦に24時間態勢で対応する総合周産期母子医療センターに都から指定されている施設でも、本来の当直医2人体制を構築できない施設が沢山あることが判明しました。救急隊員があちこちの病院に電話しても、処置困難、患者対応中、専門外、満床といった理由により断られ続け、救急車受け入れまでに時間がかかってしまったのです。

また専門医の連携不足も指摘されています。都の担当者は「改善を検討していたが、都内でも産科医不足が深刻なため、十分な体制が確保できていなかった」と話しています。[*1] しかし、この出来事は医師不足と一言で説明できるものではありません。つまり医師不足には単に医師の数が少ないというだけではないウラの世界が広がっているのです。

(1) そもそも医師がいない

まずなんといっても注目すべきなのは医師数の不足です。OECD（経済協力開発機構）に加盟する先進国の医師数の平均は人口1000人当たり3・0人ですが、日本の医師数の平均は人口1000人当たり2・0人しかいないのです。これはOECD30カ国中27番目の水準です。[*2]

当然のことながら、医師が不足していれば満足な医療が提供されることは難しくなります。これまでも医師不足は叫ばれてはきましたが、医師たち自身の努力と献身的な働きぶりよってなんとか日本の医療が維持されてきました。さらにこのような医師不足の中でも、現在の日本の高度医療や世界一の長寿医療は達成されてきたのです。しかし近年は墨東病院での出来事が象徴するように医師不足が目に見える形で世の中に表れてきてしまうようになってきました。医師の努力の限界が来たのです。

実は以前よりも既に医師の努力の限界は来ていました。一九九九年に都内で小児科医が自殺しました。これは同科医師2人の退職などに伴い、後任の確保や宿直当番の調整などの業務に追われてうつ病となり、病院から飛び降り自殺した事件です。二〇〇七年三月十四日に労災として認定され、この案件が初めての労災認定となりました。また医師の過労自殺が行政訴訟で認められたのは、二〇〇五年の水戸地裁の判決に続き2件目となりました。多数回の当直の過重性が認められたのも初めてで、医師の管理職の心理的負担も認められました。[*3]

この裏には小児科医不足による過酷な労働や度重なるストレスがあったものと想像できます。既に医師の努力のみでは限界が来ていたのです。

医師不足が進み、それが顕在化したのには訳があります。医学は日々進歩しており、またメディアの発達から国民の医療に対して求めるニーズも年々高まっています。患者さんへの説明は以前よりもずっと詳しくなり、同意書取得など、診療に関する業務も多様化し、その他、管理職になれば人員の確保や当直表の作成などに追われ、現在の医師数ではすでに限界を越えているのも事実です。

これに対する解決策は単純に「医師数を増やす」ことです。

（2）地方に医者がいない⁉

さてそろそろ医師不足を単に医師数の不足だけでない、ウラの世界をのぞいてみることにしましょう。みなさんは地方と言われた時に日本のどのあたりを想像するでしょうか。そして地方の医師数が少ないというのもなんとなく感じるところではないでしょうか。しかし、人口1000人当たりで計算するとなんと医師数が最も少ないのは埼玉県[*4]で、千葉県がそれに続いています。もちろん面積当たりで計算すると面積の広い東北地方で医師数が少ないという結果になるのですが…。

医師数の地域間の偏在については研修制度や教育体制など様々な要因が考えられています

が、最も大きいのは医師のキャリアパスの多様化にあると言われています。以前は大学の医学部を卒業するとそのまま大学病院の医局に入り、その医局から地域の病院へと医師が派遣されるシステムがありました。医局制度を介した医師の計画配置です。

しかし最近になって急速に医師のキャリアパスに変化が生じました。平成十六年に始まった医師研修制度の義務化です。従来は医局から強制的に派遣されていた医師の研修が、自らの手で勤務する病院を選択することが可能になったのです。これによって医師が自らの希望で病院を選ぶことができる、というメリットが生まれました。それで何が起こったかというと、研修医は給料の安い大学病院よりも地域の病院を選ぶようになったのです。その結果、大学病院は極端な医師不足に陥りました。この傾向は地方の大学ほど顕著でした。これまで地域への医師派遣機能を担っていた大学病院が医師不足によってその機能を失ってしまったのです。研修医は都心や地方でも大きな名の通った病院での研修を希望し、殺到しました。地方の病院は敬遠され、地方の大学病院からの派遣も途絶えた地域病院は極端の医師不足にあえぎ、その結果いくつもの病院が閉鎖に追い込まれていきました。

単純に医師を増やせばいいという問題ではなく、地域間差をどう埋めるかが重要なポイントなのです。

（3） 産科医・小児科医が足りない

さて医師不足は地域偏在と同様に診療科間でも医師数に偏在が生じています。現在の日本では医療が臓器別に細分化されており、医師は希望する診療科を自由に選択することができるようになっています。これによって産科・小児科といった激務が予想される診療科、また緊急医療、外科、脳神経外科などの生命に直接かかわる診療科への若手医師の新規参入が大幅に減少しているのです。

特に小児科と産婦人科に関して厚生労働省が二〇〇八年に発表した10万人当たりの産科・産婦人科と小児科の医師数の都道府県別のデータによると、15～49歳の女性10万人当たりの産科・産婦人科医数のトップは、鳥取の６０・５人で、最少は滋賀の２６・８人でした。15歳未満の子ども10万人当たりの小児科医数が最も多かったのは、徳島の２９５・２人で、最少は岩手の１１８・４人でした。[*5] 最多と最少でいずれも倍以上の開きがあり、地域間差も浮き彫りとなりましたが、そもそも小児科と産婦人科の絶対数が不足している実態が明らかになりました。こうした状況では、小児科・産婦人科を選択すると激務が待っているために、若い医師が敬遠する、という負の連鎖は診療科においても起こったのです。

（4）医療の問題は国民的課題

この医師不足という問題は、単に医師数の地域偏在や診療科間偏在が原因となっているというのではありません。医師の少ない地域や診療科では、医師一人当たりの負担が増加することによってますます疲弊していくことが懸念されており、このことは新たに医師となる若い世代にも伝わり、さらに地域での医師不足や診療科間の医師数の偏在が深刻化していくという負の連鎖が起こりました。

しかし、単に医師の数が不足していたり、地域間・診療科間で医師数の偏在が生じている背景には医師をはじめとする医療者の問題だけがあるのではありません。近年、インターネットが急速に普及するなど、国民は医療情報を簡単に手に入れられるようになりました。また盛んにメディアによる医療報道がなされ、良くも悪くも医療への影響を与えてきたことも事実です。

人気のテレビドラマでは、医師は常にスーパースターであり、ドキュメントでもスーパードクターを取り扱う。その結果、患者は医療過誤が起こらない限り死なないような錯覚を受ける。ちょっとしたことで医療訴訟になる。モンスター患者や医療訴訟を恐れて、医療がますます委縮していく。

患者の立場では少しでも評判のよい病院を選びたい、探したいと思うし、その手の本も沢山出ています。この考えに基づく行動によって大学病院などの高度医療を専門とする医療機関に患者さんが集まるようになりました。そこではそれぞれの専門医がいるものの、その専門的領域の診療に専念できていないという状況が生まれることになったのです。臓器別の専門医でなくても診療できる疾患に対して、それぞれの専門医が対応しているためにさらに医師の業務が増加し、それに加えて専門的な難しい治療を行っていくために医師が疲弊する一途をたどっているのです。

このように実は医師不足という問題は医療者だけの問題ではないのです。医療を受ける側である患者さんや情報発信源となる各種メディアを含めた医療界全体の問題として今後は医療について考えていかなければならないものだと思われます。医療者だけでどうにか解決できないところまで来てしまっているのです。医療は社会サービスの一環ですから、国民全体として関心を持っていくべきなのです。

2 世界一の長寿国日本とそのウラ側

（1） 世界が驚く超高齢化

日本は現在、言わずと知れた超高齢化社会を迎えています。二〇〇九年七月に厚生労働省が発表した二〇〇八年の日本人の平均寿命は、女性は86・05歳、男性は79・29歳で、男女とも過去最高を更新しました。[*6] 日本の長寿の秘訣は、健康的な食生活とライフスタイルのためだといわれていますが、どこの医療機関にもかからず毎日健康だというお年寄りばかりではないのが現実です。高齢化とともに65歳以上の医療機関を受診する割合（受療率）が右肩上がりに上昇しています。一方、64歳以下に限ってみると昭和40年代と比較しても横ばいか若干の低下を見せているのです。つまり高齢化となれば、お年寄りが医療機関を受診する、これは至極当然のことであり、これからの医療は高齢者の医療を抜きにしては考えられないのです。また医療機関にかかる回数が増えれば、当然医療費も増加します。日本の高齢者の医療サービスの利用状況を見てみると、「月1回からほぼ毎日利用する」という人の割合が50％を超えています。[*7] これは世界最高水準であり、さらに世界一の高齢化社会ということもあり、医療費増加はやむを得ない状況になってきています。

（２） 世界が驚く低医療費政策

このような高齢化によって医療費増加は避けられない状況にもかかわらず、世界でも低い医療費によってこの世界最長寿が実現されていることはあまり知られていないのが現状なのです。もちろん高齢化とともに医療費が増加していくことは以前から指摘されていたことでしたが、そこで採られた政策が「低医療費政策」と「医師数の削減」でした。世界最長寿のウラ側には実は医療界に大きな影響を及ぼす政策が絡んでいたのです。

そもそも国が支出しない「低医療費政策」と医師がいなければ医療費が増えないという「医師数削減」。これによって疲弊したのは医師だけでなく、病院そのものも力を失っていくことになったのです。全国９７０ある公立病院で、二〇〇一年に赤字だった公立病院は50％にのぼり、累積欠損金は１兆４０００億円でした。低医療費政策の一環で行われた診療報酬の切り下げなどで、二〇〇六年には実に75％の公立病院が赤字に苦しんでいるのです。この原因として、医療界には経営のスペシャリストがいないことや公務員の労働規則に則った非効率的な診療体制なども指摘されていますが[*8]、主な原因としてはやはり国の低医療費政策だと言われています。このことからも医療の問題は国全体の問題であることがわかります。

Ⅱ　日本版総合医への期待

これまで述べてきたように日本版総合医に求められる役割には、①超高齢化社会への対応、②世論が求める幅広い診療ができる医師、③医師不足・医師の偏在により崩壊しつつある地域医療を支える、の三つが考えられます。これら三つの観点はすべて関連しており、高齢化に対応するためには多くの疾患を的確に診療できる幅広い分野の診療能力があり、またそれを生かして救急時や休日の対応もすることができる。これは患者さんに正しい初期対応ができるようになるという初期臨床研修制度の理念をさらに専門化したレベルのより高いものになります。また幅広い診療能力を身につけた医師により医師不足・医師の偏在を抱える地域医療を支える役割を担い、高齢化社会を支える地域医療の崩壊を食い止めることができるのです。この他にも、低医療費政策といった社会的な問題も医療には関わってきます。これらの解決の糸口となるのが、今回提案する〝日本版総合医〟です。総合医と聞いてどのような印象を持たれるでしょうか。似たような言葉として「かかりつけ医」や「家庭医」といった言葉がイメージしやすいでしょうか。ここではもちろん「かかりつけ医」や「家庭医」の機能をもった医師ということも考えますが、それだけですと一般的に開業している医師を指す言葉になってしまいますので、病院でも診療科の垣根を超えた診療ができるということで総合医という言葉を採用しました。このようなシステムはアメリカやイギリスではすでに行われており、そこから学ぶという意味も込めてここでは〝日本版総合医〟としておきます。

1　医師不足に対する総合医活用法

これまでも述べてきたように医師不足は単純に医者の数を増やさない限り、解決の糸口はつかめません。もちろん単に医師を増やせばよいというわけではありません。当然ながら、医療の質が確保されることが第一ですから、学生の増加に対応できる医学教育体制もきちんと整える必要があります。また医師の養成機関である大学の医学部は卒業までに最短6年かかります。全国の医学部を持つ80大学で1学年の定員が約100名であることを考えると、毎年約8000人の医師が世に送り出されることになりますが、新卒の医師はまず初期臨床研修制度に則って2年間の総合的な研修を行います。専門診療科のトレーニングは卒後3年目からスタートになるため、それぞれの診療科で一人前の医師として働くには少なくとも大学入学から10年以上かかる計算になります。ちなみにここでは初期臨床研修制度が医師不足に拍車をかけているというわけではありません。

どちらにしろ、前提条件である医師数増加は達成されるにはかなり時間がかかることが明らかなのです。そこでこの空白の時間を埋める役割を持つのが総合医ではないでしょうか。幅広い診療範囲を持った医師が地域の病院で働くことで、医師が少ない期間を少しでも穴埋めすることによって今後も断続的に生じうる医師不足に対応していくことができます。

これまで大学病院から医師を派遣されていた地域の病院は、個別の診療科ごとに医師を集めていました。つまり内科と一言で言っても、神経内科・循環器内科・消化器内科というように、臓器別の科に分かれてそれぞれの専門医が役割分担をして診療していました。これは外科などでも同様で、各病院にはそれぞれの専門医が個別の科の医師として配置されたのです。

〝医学〟の発展にはこのような臓器別の細分化は必要不可欠なものだったことは間違いありません。このことによって専門領域が細分化しそれぞれの情報量が爆発的に増えました。このため臓器別の専門医が必要となり専門的な診療によって、よりよい医療が提供されるようになってきました。むしろこのように細分化してこなければ、今日の医学の進歩はあり得

地域と専門病院の連携、そこで働く医師の役割

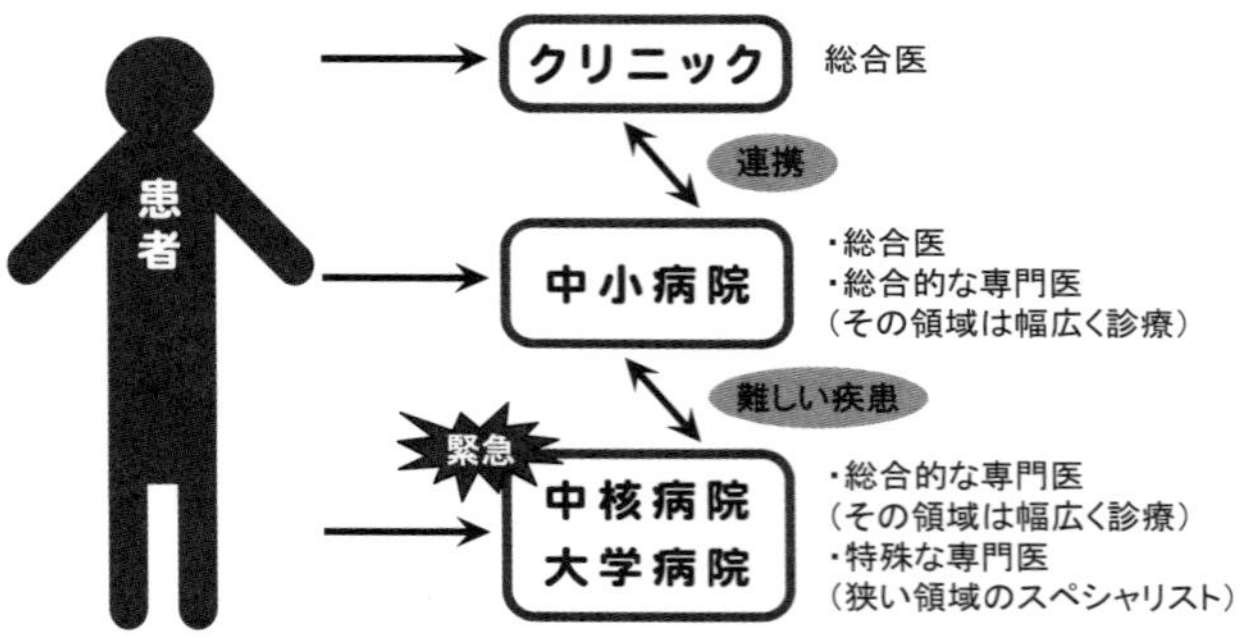

なかっただろうと思われます。しかし、〝医療〟という面で考えたときには、日本全国すべてにこの考え方をあてはめることは難しくなります。医師不足と言われる今日において、細分化されたそれぞれの専門領域の医師を十分確保することは至難の業です。ましてや、医師のライフスタイルや働き方が多様化してきたことで大学病院が以前ほど地方への医師派遣能力を持たなくなったことも医師確保の難しさに拍車をかけています。

これまでは臓器別に病気を分類して医師が役割分担を行ってきました。しかし、それができない医師数が少ない地域では、総合医のような幅広い分野にまたがった診療ができる医師が必要となってくることが考えられます。なぜなら、必ずしも臓器別の専門医が診療しなければならないような

疾患というのはさほど多くないのです。また総合医が診療を担当することによって、それぞれの臓器別の専門医を十分数確保する必要がなくなり、医師不足の危機に瀕する地域の病院も診療を続けることが可能となります。

しかし注意が必要なのは、総合医を起用するということは地域の病院だけですべてを解決できない可能性があるということです。当然総合医は臓器別の専門医ではないため、それぞれの領域に専門的な治療を100％求めることはできません。つまり、総合医は診療することはできても、治療できない可能性があるのです。もちろんそのような場合は、大学病院などのより専門的な病院に紹介してバトンタッチしなければならないこともあります。こういったこれまでとは異なる役割分担こそが、医師不足を解決するひとつの手段となるのです。

このときにもっとも、役割分担をできるような病院間ないしは病院診療所間での連携体制が整っている必要があります。さらに病院ごとに役割分担をするという意識も重要でしょう。地域の病院では普段からよくあるような病気に対応して、いざというときにはより高度な専門病院で対応する。これによって専門医は自らの専門領域の診療に専念でき、総合医は地域で活躍することができるのです。地域の医師数を確保し、診療科間のバランスを取り、なおかつ医師の業務を分担させるこのようなシステムこそが医師不足に対応するカギとなり、その中心を担うのが総合医なのです。

2 総合医が守る高齢化社会

さて総合医を考える上で欠かせないのが、高齢化社会です。病院を多く受診するお年寄りは高血圧疾患や高脂血症、糖尿病などの病気を多くが抱えていることがあります。このような幅広く知られる疾患はもちろんのこと、特に注目すべきは訴えの第2位にランクされている「症状、徴候及び異常臨床所見・異常検査所見で他に分類されないもの」[*9]です。言い換えれば後者は「病気らしいが異常の見当たらない体調が良くない状態」です。つまり前者にしろ後者にしろ、急性のもので治療すれば直ちに治るというものではなく、長くその状態を付き合っていくものなのです。さらにこれらの状態では異常が見当たったとしても一つではなく、多くの症状が付きまとうため単に一つの臓器だけの診療では対応できなくなります。年齢が上がるにつれて、このような複数の病気が併存していることもしばしばあります。このように原因がよくわからない病気や長く見続ける必要のある病気に、また複数の疾患を抱える患者さんに関われる医師が今後、いやすでに求められているのです。

現状ではこのような高齢化社会を支えているのが地域の病院、医師、看護師、介護士といった医療従事者をはじめ、行政の取り組みでもあります。予防の観点から、また医療財政的な面からも病気でない人を支えていく重要性は叫ばれるようになってきており、病気をもつ人はもちろんのこと、病気をもたない人を含めて高齢化社会を地域で支えるその中心的役割のひとつに、地域医療を支える１００～２００床の中小病院が欠かせない存在となっています。むしろこのような形態の病院は日本に特有なのですが、現在の低医療費政策をはじめとする制度上の問題から、中小病院の多くは前述の通り厳しい運営状況に置かれています。

高齢化が進むことによって予想される病気の特徴の変化。複数の疾患を抱える人が多くなるため、現在のように臓器別に治療していくとチーム医療は欠かせません。各科の医師がチームを組むことは一見よいことのように見えますが、大人数のチームにおいてはひとりの医師とその患者さんとの信頼関係が希薄化する可能性があります。このことは仕方ないことで多くの医師を抱える病院ならば充実したチーム医療が実現しますが、医師の少ない地域の病院ではなかなか難しいものがあります。そこを地域では総合医が中心となって診療していき、また他の病院と連携を組むことでチーム医療を達成し、その中の中心に総合医を据えることによって、患者さんと医師個人ではなく、患者さんとチームとの関係を総合医が中心となって円滑に進めることができるようになるのではないでしょうか。このように普段からメインで診療に関わる総合医と必要なときに必要な治療を行うチームの存在によって、役割分担が明確化し患者さんの退院後も継続的にフォローすることができるのです。そして次に体調が悪くなったときにも、同じ医師・チームが続けて診療に当たることができれば、より円滑な治療を行うことができるようになるのです。

3 総合医によって立ち直りのきっかけをつかんだ地域

実際に総合医が地域で活躍している例では、北海道の江別市立病院の例があります。この病院はもともと、在北海道の3大学から医師が派遣されていた病院でしたが、二〇〇六年十月には内科医が全員退職してしまい崩壊の危機を迎えました。病院長は従来通り大学の各医局の教授に医師の派遣をお願いしても、平成十六年度から始まった新医師研修制度によって、大学そのものに医師が不足している事態では、送ることもできません。

江別市立病院は、この危機に際して総合医育成プログラム(ニポポ)に参加することで、総合医育成の研修病院となり、その結果内科医12名まで回復することができ、診療業務を継続することができました。

従来までの医局制度では、専門分化された医師を確保することになっていました。つまり内科医として医師を確保するのではなく、循環器や呼吸器といった臓器別で医師を確保する必要があったため、各科の医局にそれぞれ個別に医師派遣を要請するのが慣わしでした。それを各科の医局によってまかないきれなくなった江別市の例では、臓器別の内科医ではなく総合医として医師を確保することができたため、危機を回避することになったのです。[*10]

4　総合医が活躍するための条件とは

もちろん総合医への取り組みだけで、医師不足などのすべての問題に関して解決できるわけではありません。総合医として幅広く診療できても、地域間で偏在していてはあまり意味をなさないからです。職業選択の自由があるという以上若干疑問視もされますが、医師数の地域間のバランスをとるために医師の適正配置を行うということや診療科の選択にも規制を設けるというようなことも言われています。現状の課題としては、これから医師免許を取得する若い医師を、どのように地方地域に定着させるかということも問題となるでしょう。

一県一医大政策により、医学部がない都道府県は現在はありません。各都道府県で毎年百人程度の医学部生が卒業しています。しかし現行の受験体制では、第一に学力、第二に家庭の経済力で大学を選択するケースが多いのが実情です。逆に言えば、地元出身者の割合をどう引き上げ、他県からの流入組の歩留まりをどう引き上げるかが課題となります。また医師偏在対策を考える上で、医師への負担（心理的、時間的、当直など）・働き方・勤務形態の問題は避けて通れない問題です。長時間に渡る勤務、過酷な当直スケジュール、女性医師への支援の欠如などの現状を見て、若手の医師が過重な付加や責任から逃避する傾向にあるのは無理からぬことでしょう。医療の世界では、一般社会での労働環境から大きく外れたところで運営がされているのが実情であり、医療の質を上げるには医師をはじめ、医療従事者の生活の質も同時に向上させる必要があると考えられています。

Ⅲ　今、日本版総合医に必要なものとは……

ここまで日本版総合医の意義について考えてきました。日本ではアメリカやイギリスのようにはっきりとした総合医の定義がありません。地域に貢献するためには内科だけでなく産婦人科や小児科、整形外科の知識、そしてある程度の外科手技も求められると考えられますが、一つの方向性に定まっていないのが現状です。これに対してさらに総合医の先進国である米国・英国から学ぶべきことを考えていくことにします。

1 米国からのメッセージ

前述のように米国からは（1）予防医学、（2）患者・医師の関係の継続性、（3）医療のグループ化の三つが挙げられました。

（1）予防に勝る医療なし

日本でもアメリカでも同様ですが、高齢化社会においてはまず病気の予防ということが重要になります。高齢者に多い病気としてはいわゆる生活習慣病と言われるような、予防しやすい疾患が多く、またお年寄りに健康に長生きしてもらうことは医療経済的にも重要なことです。しかし、予防と一言で言っても国民の関心がなければこれを達成することは困難になるでしょう。自身の健康に最も関わりがあるのは自分自身であるため、何より予防医学に対する個人の関心を高めなければならないのです。

（2）継続性の大切さを知る

予防・高齢化というキーワードは、どちらも長い時間を要することがわかります。すなわち両者に適切に対応するためには患者 - 医師の関係は継続的であることが重要であるとされています。この継続性をクリアできる専門医こそ、家庭医なのです。

（3）みんなで連携、ほっと医療

地域を支える総合医や中小病院の活躍は今後欠かせないものになると考えられますが、この際に必要だと思われているのが医療のグループ化による医療者間のネットワーク形成です。東京や大阪といった大都市圏においてはわかりづらい点もありますが、地域で医療機関同士の連携を強化することによって、その地域が孤立しないための努力が必要です。

2 英国からのメッセージ

さらに英国からは（1）データの共有化、（2）医療を監視する第三者機関、（3）総合医の養成教育の三つが挙げられました。

（1）データの共有化、日本を医療情報大国にする

英国では医療保険の一元化が行われ、保険者番号制が採用されています。これを参考にして母子手帳に始まり、学童検診、地域健診と続く医療情報を一元化したデータベースにすることを目標にし、医療情報を集約し共有することを目指します。全国規模の一大事業として取り組むことで、医療情報において先進国を目指すべきです。

（2）市民見守り型医療監視機関の創設

英国には50％以上を医療従事者ではない市民が参加する第三者の医療監視機関が存在します。この機関を地域ごとに設立することによって、①医療の質の向上、②予算の監査、③医

療事故の調査・紛争処理を目指します。医療従事者だけでなく、実際に医療を受ける側である国民が医療に参加し国民の意見が反映されることで、よりよい医療の提供につながると考えられます。司法の世界と同じく閉鎖的空間であった医学界に風穴を開ける、まさに医療版裁判員制度がここにあるのです。

（3） 総合医養成システム

海外では総合医が積極的に専門家として認められている背景があります。そのこともあり、総合医を養成するシステムやキャリアパス(自らの能力を磨く職務経験)が海外では積極的に示されています。このことは学生にとっても有用であり、医学生にとって総合医を目指しやすい環境が整っていると言えるでしょう。

3 日本版総合医が向かうべき姿とは……

今求められる日本版総合医は、現在の日本社会に大きな問題として横たわる医師不足や高齢化といった課題に立ち向かう古くて新しい専門医制度です。内科全般を診療できることはもちろんのこと、小児科、産婦人科、整形外科、救急医学といった内科に限らない領域にも積極的に踏み込めることが鍵となります。なによりも第一には地域医療へ貢献する専門医と考えられています。地域に貢献するためには、子どもからお年寄りまで世代を超えた幅広い診療をする必要があります。

（1）家庭医と病院総合医

しかしまだまだ総合医という立場は認められていないのが現状です。地域医療で活躍できる医師になるためには総合医としての系統的なトレーニングを受ける機会を充実させなければなりません。現在、総合医関連学会は三つあり、それぞれに総合医養成カリキュラムは異なっています。これを早い時期に一元化ないしは統一することが求められています。総合医の養成課程において、実際に必要とされる可能性のある総合医の業務について考えてみると、大きく分けて二通りの形態が考えられます。ひとつは家庭医的な役割です。もう一つは病院総合医です。この二つについて詳しく見ていきましょう。

(2) 家庭医の継続性

家庭医は慢性的な症状を抱えるお年寄りなど、普段の状況を頻繁に診療するクリニックや地域の病院に勤める医師の診療業務を行ないます。このことから患者の状態を長く時間を追って診ることができ、より個別の事情を把握するという家庭医に対するニーズが生まれます。まさに継続性のある医師・患者関係の構築が重要となるのです。またより継続的に地域の中で働くことにより、その地域ごとの医療関連のシステムやサービスを理解してより効率的にそれらを利用することができるようになります。つまり医療というのは病院や医師のみで成り立っているものではなく、周りを取り巻く環境、ことさら住民の生活により密着した行政サービスが患者さんにとってより身近なものであるからこそ、それらの効率的利用はより患者さんの負担を減らすことになるのです。これらの仕事は実際にはソーシャルワーカーの仕事かもしれませんが、病院では治療するだけであとは放り出すというのでは医療によって円滑に地域を支えることはできません。

(3) 家庭医による予防医学

高齢化社会には医療費増加はつきものでありますが、予防医学は良い意味で医療費抑制につながります。予防は生活習慣病という言葉があるように日常生活によって結果が大きく左右されることがわかってきていますから、教育や設備、サービスなど身近な地域で実践することが効果的でかつ効率的なのです。この点に関しては継続的に診られる総合医が重視すべき点であるといえます。日本において予防医療が進まない背景の一つには低い健診率があると言われています。いざ体調を崩したときに受けるべき健診を放置していたというのはあまり薦められることではありません。ましてや普段の生活を指摘されてしまうこともあるでしょう。

しかしながら、これは患者さんだけに問題があるのではありません。健診を受けないのであれば、どうすれば健診を受けるようになるのか考えなければならないはずです。さらに普段の生活を指摘するならば、普段からどのような生活をしているのか把握して、どのような生活に改善するべきなのか指導しなければならないのです。例えばこの低い健診率の背景には無駄に多すぎる健診項目があるのだとすれば、検査を受けるたびに時間がかかりすぎ、ときには若干の苦痛も伴う検査を受けるようでは、健診率が上がらないのも納得できます。普段から自らの健康状態をチェックして本当に必要な健診項目を選んで検査を受けることができれば、それはまさに自分の健康を守るための健診となり、健診受診率も改善されるかもしれません。これらの仕事は医師・患者の継続性において実施されることが最も有効であり、普段から体の状態をチェックしている医師や病院の存在が必要となります。

予防を効果的に行うためには地域の診療所や病院で働き、継続的な診療ができる家庭医的な総合医を積極的に育成する必要があります。ここに総合的な状況把握を得意とする総合医が関与することで、実際の生活の中からわかりやすく予防を促していくことが望ましいと考えられます。もちろん医療費の抑制だけではなく、地域の住民が健康に暮らせることは住民ひとりひとりにメリットがあり、さらには診療業務を行う医師の負担減にもつながります。

（4）病院総合医による病院機能の効率化

さて日本版総合医の機能としてもうひとつ考えられるのは病院基盤型の総合診療医的役割です。これは一般的な外来や救急業務に携わることが想定されます。まず何か症状があったときにどの科の医者にかかったらよいか、正確に把握できる人はそれほど多くないものだと思われます。逆にそれを知りたいという方も多いはずです。そのために相談室や電話窓口を病院に開設することもひとつの手ではありますが、何か症状が急に生じたときに冷静に他人から判断を仰ぐことができるでしょうか。小児や救急の場合は特に難しいだろうと思われます。そこでまず総合医を受診すれば、可能な限りそこで治療することができます。またより専門的な治療や検査が必要だと判断されれば、同じ病院の他科の専門医の受診を仰いだり、大学病院などのより高度な検査や治療の行える病院を紹介することも可能です。このことは大学病院などの特殊な専門医の負担軽減にもつながり一石二鳥のシステムです。common disease（コモンディジーズ）と呼ばれる軽症であるが頻度の多い疾患であっても専門医が診ている状況が現在はあります。この状況を総合医が担当することで特殊な専門医の負担を減らすだけでなく、その専門医の業務に集中することができるようになります。このことで治療成績が向上したり、ミスを防ぐことにもつながるでしょう。

このよう二つの機能を持った総合医を確立することで従来の専門医との役割分担を明確にし、医師の疲弊の解消の一因となりうると考えられ、またしばしば指摘を受けるたらい回しなどの救急の問題にもメスを入れられるのではないでしょうか。専門医としての総合医の育成は現在の日本に横たわる不十分な予防医学や医師不足などといった様々な問題に対する一つの解決策となり得るのです。日本版総合医の姿は継続性や予防医学、世代を超えた幅広い診療といった言葉で置き換えられるかもしれませんが、どれをとっても社会から求められている姿なのではないでしょうか。まさに社会のニーズに応えられる医師こそ、日本版総合医としてふさわしいのです。

4　超全人医療がこれからの日本医療を一新する!!

(1)　医療情報の一元化の必要性

この日本版総合医は内科や外科といった専門医と並んだ専門科として評価すべきで、きちんとした総合医という新しい専門医制度を整えるべきなのです。専門医として登録されれば、総合医として働く医師の所在が明確となり、医療を受ける際に役に立ちます。さらには専門医制度によって総合医というものの信用性につながり、国民に対して総合医としての実力がある程度保証されます。

日本版総合医が専門科として定着し、確立することは確実に必要です。しかし、これはよりよい医療を考える上であくまではじめの一歩に過ぎないものです。継続性と予防医学を謳った総合医や中小病院がどんなにがんばったところで、患者さんに関する必要な医療情報が十分に揃わなければ、患者・医師の関係の継続性を達成することは難しくなります。人は常に移動し、またひとつの病院だけにかかり続けることは稀ですから、医療機関同士の医療情報に連続性を持たせることが必要となるのです。ここで考えなければならないのは電子カルテを全国的に導入し、医療情報のシステムを一元化することにあります。

医療データの共有化を行い、予防から治療への継続性を重視するために日本を医療情報大国にすることが求められるのです。日本を医療情報大国にする二つ目の理由としては患者・医師の関係の継続性だけでなく、医療機関間の継続性を担保することにつながります。地域の中小病院だけで治療ができない場合も多いため、カルテを一元化し他の医療機関でも閲覧できればより正確な医療を提供できるようになることが考えられます。また様々な特徴を持った医療機関があるため、他の病院に転院することになっても心配せずにそれまで通りの診療が受けられるのです。

（2）医療者間および医療機関ネットワーク

医療者間ネットワーク、医療機関ネットワークを構築することで、いつでも相互に連携をとれる体制が不可欠です。それだけでなく、この連携システムは医療者が地域で孤立しないシステムとなります。一つには労働環境のネットワークという意味で医師の疲弊の解消を目指します。二つ目には最新医学知識をネットワーク間で共有することで、効率よく最新情報を得て地域で働く医師の診療に役立たせます。三つ目には基幹病院と地域の診療所を行き来することで、医師自身が研鑽できるようなシステムを構築することにあります。

これらの三つを軸に地域の医療者間ネットワークを形成することによって、あまり医師の多くない地域でも医師が安心して働ける環境を整えるだけでなく、医師が新しく地域に赴任しやすい環境の整備という意味合いもあります。また地域医療学といった新しい学際領域を創設し、博士号取得など地域に赴任するメリットを付けることも地域で働く医師を増やす重要なキーワードとなるのです。

（3） 日本版総合医の専門性

これから日本版総合医を目指す上で、もっとも懸念されるのは、資格の学問的な意味合いです。内科・外科といった専門臨床分野のスキルを重点的に身につけるわけではないということ、つまり最も危惧していることは学問的に認められにくいということなのです。このことは総合医を目指そうという意欲を阻害します。そこで総合医の資格の中に疫学的研究手法を学ぶ機会を組み入れることによって、総合医として臨床研究も行いやすくなるメリットを付加するべきでしょう。専門医として認められていなかった以前から総合医として活躍している医師は数多くいますが、それを総合医になる過程で自ら学ぶことができるようなプログラムを組むことができれば、総合医を目指す上でのインセンティブを付与されたも同然であり、総合医を目指すよいきっかけになるのではないでしょうか。それだけでなく医療情報が整備されることも、総合医が研究を行う上でも重要となります。まさにそのデータベースが研究室と化すわけで、大学の大きな研究所でなくとも十分な規模の研究を行うことができるようになるのです。

（4）自治体による医療計画の必要性

そして医療情報大国を目指す上で忘れてはならないのは医療費と高齢化の問題です。日本版総合医を達成する以前の問題かもしれませんが、これまで地域の医療のニーズは正しく把握されてこなかった過去があります。各自治体で提案される医療計画も基づく根拠がありませんでした。これに対して電子カルテを整備して医療情報をひとまとめにすることによって、地域ごとの疾患傾向を把握し的確な医療計画に役立てることができるようになれば、前述の公立病院に見られるような赤字を解消すべく効率的な診療が可能となるでしょう。また将来的に仮に医師の適正配置をすることになった際にも、このデータを下に立てられた医療計画を根拠にした真の適正配置が可能となるのではないでしょうか。

（5）適正な医療のための第三者機関

そのほかにも市民見守り型の第三者機関といった、総合医の周りを固める土台も重要となってくるのです。医療は生活と直結していながら、とても閉鎖的な空間が広がっています。もちろん地域医療のネットワークの中心には今考えている日本版総合医が据えられることに違いありませんが、いくら総合医として確立できても今の現状では宙に浮いた状態のままでです。まず総合医の第一歩を踏み出すことが重要であり、さらにその後の経過にも注目すべきでしょう。個人の医療・健康ということはそれぞれにとって切っては切れないものですから、特に国民一人一人が医療をよりよくするために関心を持っていただきたいのです。最終的にはそれぞれの地域に合った医療というものを確立し、地域に住む市民とともにその地域独特の医療文化を創造していければよいと考えています。

（6）超全人医療の教育

日本版総合医を考えるときに、よく比較対象に挙げられるのが臓器別の専門医の存在です。

どちらにもよい点があり役割分担すべきであり、どちらも医療において必要不可欠ですから比較することすらナンセンスに思えるのですが、どうしても総合医の特性上、全人医療という言葉がつきまといます。またこれを世論が望んでいるところもあるのですが、総合医は全人医療を超える超全人医療を目指すべきだと考えています。

ここで考える総合医が目指すべき超全人医療とは、ゆりかごから墓場まで診れることをメインに置いています。すなわち前述の通り、内科だけでなく産科、小児科なども当然診療範囲に含まれてくるのです。さらにその中でも看取りを重視します。人の死というのは避けては通れない道であり、医師が人の死を考えないということは決して許されません。人の死に関与するような経験は教育で得られるようなものではありませんが、とにかくそのような機会を大切にし、全力で取り組むことによって人間の尊厳を重んじた看取りのできる医師が世の中から期待されているのではないかと思うのです。この他にも、今後は高齢化に伴いチーム医療が推進されてくるのは間違いなく、医師だけでなく看護師・薬剤師をはじめとした医療者同士のコミュニケーションや協力関係も必要となります。このようなグループ医療の中心となり積極的に治療を行える総合医となるための教育も、超全人医療の一環です。医療者間コミュニケーションと同様に、患者 - 医師間のコミュニケーションが重要なのも言うまでもないでしょう。常に患者さんを含めた周囲の医療環境で良好なコミュニケーションがとれる、これが総合医の役割なのです。また幅広い診療分野を生かして臨床研究を積極的に行い、根拠のある医療を実現するための情報収集能力も身に付けるべきです。さらに言えば、日本の特色である漢方も駆使できることが望ましいでしょう。

どの医師でも今あげた超全人医療が実践できることが好ましいと思われますが、特に総合医ではこれらのことを心がけた教育、そして医療の現場での実践につなげていくべきです。何よりも患者さん個人との関わりを重視し、個人を全体的に診ることができ、常にベストを尽くせる。お互いの信頼関係の上で診療を行い、健康を第一に予防まで実践できる。これが本来あるべき総合医の姿であり、その力をうまく発揮させることで今ある諸問題にも取り組めるのであれば、願ってもないことです。ただし、忘れてはいけないことがあります。総合医は諸問題に取り組む上であくまで解決への糸口に過ぎないということです。医療、健康といった分野は国民自身とは切っても切れない関係にあるはずです。今こそ、医療に関することを医療者だけでなく、国民全体として一度真剣に考えなければならない時期に来ているのかもしれません。

Ⅳ　家庭医療の現場から

まだまだ存在をほとんど知られていない総合医・家庭医ですが、二〇〇九年度より家庭医専門医試験が導入され、二〇〇九年度は16人が専門医試験を受験しました。このことはテレビニュースなどで放送され、徐々に市民権を得る流れができつつあります。しかし、まだまだ国民の認知度はおろか、医療界からもあまり認知されていない状況には変わりありません。そのような中で、実際に家庭医療で地域を支えようとしている取り組みがあり、また家庭医療を学ぶ若手医師が集まることによって、日本でも家庭医療を普及しようとする動きが出てきています。このような取り組みを最後にご紹介して、第三部を締めくくらせていただきたいと思います。

1　福島発、家庭医療の真髄

現在、福島県立医科大学の地域・家庭医療部では、福島県下の各地域の病院において家庭医を育てる研修プログラムを実施しています。特に海外の家庭医を参考にしたプログラムの下に多くの若手医師が集まってきています。医師は福島県内でも地域ごとに異なる特性があることを理解し、また地域としてもその土地で活躍できる医師を育てています。日本版総合医にはいくつか想定される機能をあることをご紹介いたしましたが、ここでは外来を中心とするクリニック基盤型家庭医としても、入院まで含めた病院基盤型家庭医としても研修を積むことが可能でした。また内科だけに限らず、麻酔科や産婦人科といった家庭医に必要と思われる幅広い診療能力を身に付けるための研修も行われています。

特に印象的なのが外来と入院病棟を同じ医師が担当できるという点です。筆者が訪問したときに、たまたま虫垂炎を疑われた患者さんが外来にやってきました。もう夏の夕暮れ時でしたが、急遽採血をしてさらには超音波検査まで実施されました。この結果虫垂炎と診断され、その患者さんは入院しました。ここまでの一連の流れを一人の指導医が行っていました。もちろんその他に研修医が2人いて検討を重ねるのですが、実力さえつけば様々な手技を通して一人でも診断可能だというように感じました。今回のように家庭医療の医師で外科を専門としない医師の場合、入院後は別の外科医が虫垂炎の治療にあたることになります。しかし、手術後の経過管理や退院後のケアは再びその家庭医が担当することになります。つまり広い分野をカバーしている家庭医でも、自らの力でできないことはその専門の医師の力を借ります。ただ、離島の病院や外科医のいる隣町の病院まで１００ｋｍ以上も離れたような僻地と呼ばれるところではそうも言っていられません。家庭医と呼ばれる人たちの中には外科手術までやってのける医師も中にはいますし、そのような技術が場合によっては求められることがあるのです。

また筆者が福島を訪れた際の家庭医の指導医はこうも言っていました。「ここの患者さんはお年寄りが多い。そのためみな、いくつもの病気を抱えている。そういった人たちは○○病院の○○科にやってくるのではない。単に病院に来て治療するというイメージしか持っていないのだ。だから専門でないから診ることはできないというのは通用しない。」医師数がそこまで豊富ではないこの地域では診療科ごとの連携も大事ですが、むしろ病院外で働く医療者とのコミュニケーションが非常に重要となってくるようでした。それを裏付けるように地域包括支援センターで働くソーシャルワーカーの活躍も目が離せません。筆者が同行した際には薬を正しく服用していることの確認や病院までの送迎はもちろん、家の状況まで確認していました。なんとそのお宅は山の中に建っているため、雨が降ると家の前が川になって孤立してしまうそうなのです。そのときは笑い話で紹介されましたが、「○○さん、最近病院で見かけないけど具合悪いのかねぇ…」という会話。病院に自力で来れる人は結構元気であるというオチです。もちろん病院には具合が悪くて来ているのですが、本当に具合が悪いとか生活的な問題によって病院に来ることができないということもしばしばあるのです。

そのような個別の生活問題を把握して生存確認のようなことまでこなす病院外の医療従事者の存在も忘れることはできません。また医師も往診などを通じて実際に個別の生活に踏み込む場合もあります。このような多職種の連携が地域では必要となるのですが、病院内外の医療従事者が定期的にカンファレンスを開くなど、積極的に相互理解を深め連携していきます。病院の中だけで医療は完結しないのです。

2 わかしおネットワークがつなぐ九十九里の輪

千葉県立東金病院を中心にわかしおネットワークという地域の医療機関をつなぐネットワークが構築されています。その中には病院をはじめ、地域のクリニックや薬局なども含まれており、承諾を得た患者さんの医療情報を共有しています。特にこの中では地域薬局の役割を強く感じさせられました。このネットワークができて以降、薬局でもカルテを見ることができるので病院から処方される薬の意図がわかりやすく、患者さんに説明しやすいそうです。また対面で服薬指導も行っているのですが、とても効果的になったという意見もあります。実際の現場では複数の医療機関を受診している患者さんが同じ薬を重ねてもらってしまっているケースが発見されたり、薬を錠剤でもらったものの飲み込む力が低下しているお年寄りがいて困っている場合があるなど、医師だけではわからなかったことが地域薬局が医療に積極的に関わることによって地域での医療をより円滑に進められるようになっています。さらには薬の配達も行うことで患者さんの生活に触れ、新たに問題を抱える方から、医師の前では言えないような話も伺うこともできるそうです。

そういった環境の中で東金病院でも家庭医療の研修が進んでいます。特徴的なのはこのような地域薬局での研修が医師に課されていることです。自らが処方した薬が患者さんの手に渡って服用されるまでを追えることで、より地域について、さらには患者さん個別の生活について考えるきっかけになるといいます。

東金地域は糖尿病の患者さんが多いことが知られていました。いわゆる生活習慣病ですから、特に患者さんの生活というものを考えた診療を行う必要があります。外来診療中にある医師から聞いた言葉がとても印象的でした。「常に患者さんの生活面での問題点を患者さんと一緒に考え、改善していく意識をもって診療に臨むことが大事。特に患者さんに今起きている症状を患者さん自身はどう捉えていて、今後どのような不安があるのかは患者さんしかわからない。医者はそれを聞いて不安にうまく対処しながら治療を進めていくことになる」。もちろんうまく生活面を改善できない場合もあるそうですが、患者さんの生活に一歩踏み込むためにはこのような患者中心の医療の実践なしには患者さんとの良好な関係を築くことができずに満足な治療効果も発揮されないのかもしれません。

3 大学教育における地域・家庭医療

これまで特殊・専門機関である大学教育では、卒前・卒後問わず「地域医療」が明示されたことは自治医大を除いてほとんどありませんでした。しかし、卒後2年間の研修が義務化された初期臨床制度では、「地域医療」が明示され各研修施設において地域医療の教育が行われるようになってきました。ただし大学にはこれまで地域医療の専門家である総合医はおらず総合医の養成もしていなかったので、大学での地域医療研修は大学外の病院に任されているのが現状です。一部では「地域医療学講座」を創設するなど柔軟に対応している動きも見られますが、まだまだ大きな流れになっていないのです。またせっかく新しい講座を立ち上げても、これまでの大学の教員が担当してしまっては効率のよい地域での研修は望めません。地域医療を得意とする総合医はこれまでも述べている通り、一領域を担う専門医として認められるべきですし、その教育も総合医という専門家が担当すべきだと考えます。地域医療学講座によって、学生時代の臨床実習期間にあるような地域医療の項目における教育を担当することも可能で、学生は大学以外の医療環境を積極的に学ぶチャンスとなるはずです。さらに臨床実習に入る前の大学3、4年次などの時期より地域医療に触れる環境が整備されるため、より深く地域医療について学ぶことが可能となり、ひいては社会医学全般について現状の問題点を把握し、学生時代より幅広く医療を捉える視点を獲得できる原動力となると考えます。福島医大などでの家庭医療への取り組みは卒後の医師だけでなく学生への影響を考えたときにも非常に有効なものとなるでしょう。大学で総合医としての学びが得られない以上、学生にとって積極的に地域で働こうというモチベーションにつながりません。総合医というこれまで大学では見られなかった医師から教育を受けることによって、学生は地域で働くロールモデルを見つけることが可能になるのです。このようなロールモデルが不足している現状では、いくら日本版総合医を立ち上げても担い手が増えていきません。また大学での競争に敗れてしまい、地域で働くモチベーションの低い医師が総合医という肩書だけ持って地域で従事しているとしたら、とても残念なことですし、それは同時に患者さんにとって不利益が生じてしまうことにもつながりかねません。嫌々ながら地域で働くのではなく、学生時代からきちんと自分のキャリアを見つめて働き、総合医として地域、そして患者さんに貢献できる医師が望まれているのです。実際にある病院で出会った医師は、東京の大学病院から派遣されていましたが、大学人事の変動によって派遣先であるその病院から大学病院へ戻る目途が立たなくなってしまっていました。もともと大学で働きたいという希望を持っている方でしたが、人事の都合で大学外の病院へ派遣されていました。もちろんその病院でもきちんと医療に従事しておられるのですが、その病院ではモチベーションが維持できないのだということでした。

このように大学で「地域医療学講座」創設の際には学位や業績に囚われずに、かつ臨床・教育のスペシャリストであり、総合医を目指す学生のロールモデルとなれるような人材を大学は招聘すべきだと考えます。これらがなされない限り、地域医療という大学における学生に対する臨床実習は元より、卒後の研修医に対する教育においても有効性は見いだせないのだと考えます。

4　地域をめぐって

日本版総合医を考える上で、福島や東金での家庭医療の取り組みは貴重なモデルとなることは間違いないでしょう。その中でやはり患者中心の超全人医療が実践されるべきだということは、地域の実情を一度でも見てしまうと考えざるを得ません。最後に福島でいただいたこの言葉をご紹介したいと思います。

「医師は患者と同じテーブルにつくことが大事である。疾患と病気は似て非なるものである。疾患は単に医学的に定義されたものだが、病気は患者さんが感じているものそのものだ。環境・遺伝・生活が病気を生むこともある。そういったことを医師、特に家庭医としては忘れてはならないし、そのためには医師は患者と同じテーブルにつくことが大事なのである」

それぞれの地域で医師を育てる動きが広まることが、これからの医療を変えていく原動力にもなるでしょう。また現在わずかながらモデルとして存在する福島や東金といった地域から、医師が巣立って行ったとき新たなロールモデルが誕生するとともにその後輩たちが噂を聞きつけ再び福島や東金へやってくる。よい循環がよい医師を生むのかもしれません。

まだまだ日本における総合医・家庭医という役割は表舞台に登場して久しくありません。しかし医師不足や高齢化といった多くの問題を抱えるこれからの日本の医療を支えるであろう総合医が専門医として認められ、地域で育ち地域に貢献しそして人を育てるという大きな流れができるまで、我々は見守るだけでなく強力な支援をしていかなければならないのです。

謝辞

本書籍を執筆するにあたり、慶應義塾大学医学部漢方医学センター渡辺賢治先生の大変なるご尽力をいただき、心より感謝いたします。また福島県と千葉県の家庭医療の現場を視察した際、福島県立医科大学地域・家庭医療部葛西龍樹教授ならびに千葉県立東金病院平井愛山院長にもご協力いただきました。深く感謝申し上げます。

最後に、本書籍を執筆するきっかけとなりました日本版総合医の調査研究・学生発表を行う機会を下さった、国立がんセンター院長ならびに平成21年度「医療における安心・希望確保のための専門医・家庭医（医師後期臨床研修制度）のあり方に関する研究班」班長の土屋了介先生に心から御礼を申し上げます。

〔参考文献〕

＊1 朝日新聞 十月二十二日付け夕刊15ページ
「7病院拒否、出産後死亡 脳内出血、都内の36歳妊婦」

＊2 OECD HEALTH DATA 2007

＊3 日経メディカルオンライン 二〇〇七年三月十四日
「小児科医過労死裁判、原告勝訴―多数回の当直の過重性を認定」
http://medical.nikkeibp.co.jp/inc/mem/pub/report/200703/502702.html

＊4 厚生労働省資料 「都道府県（従業地）別にみた人口10万対医師数」
http://www.mhlw.go.jp/toukei/saikin/hw/ishi/06/kekka1-2-4.html

＊5　厚生労働省資料

「都道府県(従業地)別にみた「小児科」（複数回答）に従事する15歳未満人口10万対医師数と「産婦人科・産科」（複数回答）に従事する15～49歳女子人口10万対医師数」

http://www.mhlw.go.jp/toukei/saikin/hw/ishi/06/kekka1-2-4.html

＊6　厚生労働省資料　二〇〇九年七月十六日発表「08年簡易生命表」

＊7　内閣府資料　「高齢者の生活と意識に関する国際比較調査」（平成十八年）

＊8　MRIC Vol.14「公立病院はなぜ赤字か？」

http://mric.tanaka.md/2009/01/27/_vol_14.html

＊9　宮城県涌谷町ウェブサイト

http://www.town.wakuya.miyagi.jp/

＊10　毎日新聞　二〇〇六年十一月二五日
http://www.mainichi-msn.co.jp/chihou/hokkaido/seikei/news/20061125ddlk01040097000c.html

第四部　日本版総合医は漢方を活用すべき

慶應義塾大学医学部漢方医学センター長　渡辺賢治

第四部　日本版総合医は漢方を活用すべき

I　漢方は総合診療である

ある日のこと、私のところに「精神科でうつ病と診断された」という患者さんが見えたことがあります。症状を聞いてみると、「このところ頭痛があり、落ち込むことが多い」ということです。近くの診療所にかかったところ、「うつ病の疑いがある」ということで精神科に紹介され、そこで抗うつ薬を投与されたものの、症状がなかなか改善しないために漢方外来を受診されたのです。

私は一見して、患者さんの特徴的な顔貌に気付きました。鼻と唇が大きく、手を診察すると掌が厚いのが分かりました。私は脳下垂体からの成長ホルモンが過剰になっていることを疑い、血液検査とCTスキャンを行ったところ、成長ホルモンの値は少し高い位でしたが脳のCTスキャンで脳下垂体の腫瘍が見つかりました。すぐに脳外科に紹介し、患者さんは手術を受け、その後の回復も順調です。もしあの時患者さんが抗うつ薬を飲み続け、時間だけが経過していたら、腫瘍の手術も手遅れになっていた可能性もあります。そう考えるとよくぞ訪ねて来てくださったという気持ちになりました。

このように漢方外来に来られる方は、さまざまな症状の方がいらっしゃいます。もちろん軽い症状の方もいますが、中には種々の難病を抱えた方もいらっしゃいます。また、体の不調や不安を抱えながら原因の分からないままあらゆる病院のさまざまな科を訪ね歩いた末に見える方も多く漢方外来で診断を下さなくてはならない場合も数多くあります。「アレルギー性肉芽腫性血管炎」(気管支喘息を有する人で、血液中の白血球の一種である好酸球の増加が著明な人に、細い血管に血管障害〈血管炎〉を生じる病気)という膠原病や「キャッスルマン症候群」(非常に稀なリンパ増殖性疾患)を漢方で診断したこともあります。このように、いろいろな不調に隠れた病気は何かを見逃さないようにすることも漢方の重要な役割の一つなのです。

また、診断がついていてもあちこちの病院や診療所をまわって治らないという悩みの方もいらっしゃいます。六〇歳代の女性は膝に水がたまり、週に一度は整形外科で水抜きをして湿布を貼るしかなかったのに、「防已黄耆湯(ぼういおうぎとう)」を飲み二週間後に来たときにはほぼ症状が治り、その後再発もしませんでした。

若い頃から慢性胃炎で胃腸が弱く、三十年近くも薬が手放せなかった方が「茯苓飲(ぶくりょういん)」と「麦門冬湯(ばくもんとうどう)」を飲むことで症状が改善したばかりでなく、風邪をひきにくくなり、病弱であることのコンプレックスから抜け出せたという方もいらっしゃいます。

あらゆる症状の患者さんが見える漢方では、専門科のようにある症状を切り取って診るのではなく、患者さんを総合的に診て、隠れた重篤な疾患を見逃さない診断能力が要求されます。このように医療の入り口としての総合診療の役割も漢方の大切な任務なのです。この入口で診察が行われることによって、例えば重篤な患者を手術しなければならない脳外科の医師が、軽症の頭痛外来に多くの時間をとられるというようなことが改善されることにもなります。医師不足の解消にはただ医師を増やすということだけではなく、こうしたリソース（ここでは医師という資源）を効果的に運用するというシステムが必要で、まさに漢方がその大きな役割を果たすことができるのです。

Ⅱ　全人医療としての漢方

よく、西洋医学と東洋医学との違いについて「西洋医学は木を見る医学であり、東洋医学は森を見る医学である」という表現がされます。もちろん、西洋医学でも全人医療を行っているので、これは極端な言い方ではありますが、西洋医学が要素還元論的に発達したのに対し、東洋医学は総体的な学問として発達してきました。

分かりやすい例として、薬の発達についてお話しします。「麻黄」という漢方に使われる生薬があります。東洋医学では、喘息治療にはこの「麻黄」を含む「麻杏甘石湯（まきょうかんせきとう）」や「神秘湯（しんぴとう）」が使われています。

一方で、西洋医学においては一八八七年「麻黄」から「エフェドリン」という成分が分離されました。分離したのは日本人の長井長義先生で後に喘息の薬として世界中で使われることになります。

今でも漢方薬から効果を示す生薬を決めて、そこから有効成分を分離する方法はよく採られますが、西洋医学では19世紀から成分を単離《たんり》してきました。一八〇六年、アヘンから万能鎮痛薬モルヒネを、一八二〇年、アマゾンの秘薬キナからマラリアの特効薬キニーネが単離されました。

こうして成分に分離して発達した医学は薬だけではなく、人体に対しても同じように成分に分離することで発達しました。臓器から細胞へ、そして蛋白からＲＮＡ、ＤＮＡへと細分化されていきました。今では人体のＤＮＡはすべて解読され、そこから薬を作れるまでになっています。

これに対して漢方は、有効成分を分離させるどころか、20世紀に入ってもまだ新しい生薬の組合せはないか、ということを見てきたのです。漢方薬は古代に確立したと考えている人もいるかもしれませんが、一番新しい医療用の漢方薬は一九五二年に作られた「七物降下湯（しちもつこうかとう）」という薬です。西洋薬がどんどん細分化されているのとは対照に、漢方は時代の変化とともに表現形が変わってきた病気に対応するために、新しい組み合わせを追及していたのです。

また、西洋医学では「病気は悪いものだ、勝たなくてはならない」という発想をするのに対し、東洋医学は「病気とうまく付き合う」という考え方をします。西洋医学が病気を相手に戦ってきたのに対し、東洋医学の興味の対象は病そのものではなく、病気を持つ患者であり、そこに現れた反応だったのです。

その考え方の違いを例えばインフルエンザへの対処の仕方で見てみると、西洋医学では、熱が出たら、解熱剤を飲ませる。しかし本来ウイルスは熱に弱いので、漢方は逆に熱を上げる。最近では、解熱剤で熱を無理に下げることにより、さまざまな問題が起きてしまうことも指摘されています。ライ症候群（オーストラリアのライらが一九六三年に報告したもので、意識障害、けいれん、発熱を主な症状とし、脳浮腫・肝細胞の小脂肪滴を伴う脂肪変性を起こす疾患群で、ウイルス感染症に続発し、アスピリン等の解熱薬も誘因の一つと考えられている。乳幼児に多くみられるが、アスピリンの使用を禁じる警告が出てから発病数は減少している）などになる人も出て、最近では安直に解熱剤を使うことは危険であるという認識が広まっています。

最近よく用いられている抗インフルエンザ薬は耐性ウイルスの出現が問題となっています。耐性の出現は結核に代表される細菌と抗生剤との関係に似ています。ウイルスは細菌よりも変異が早く、新しい抗ウイルス薬を開発すると、またそれに対しての耐性ウイルスが出現する、という連鎖となります。まさにいたちごっこになってしまうのです。

もう一つ抗ウイルス薬の欠点としては、感染が中途半端になることで抗体が十分に産生されないことや、症状が軽減するために、ウィルスを持ったまま人ごみなどに出てしまい、感染が広がる原因にもなりかねないと考えられています。

ウィルスをたたくという発想や、生体反応としての熱を下げる、という西洋医学の発想に対して、東洋医学では、熱は敵ではなく、生体防御のための味方であると考えます。従って熱を抑えるのではなく、早く熱を上げるという発想をします。実際ウィルスは熱に弱いので、熱と共に体の外に出すというとらえ方をするのです。一般になじみのある「葛根湯（かっこんとう）」や「麻黄湯（まおうとう）」などは体を温めることによって、その役割を担うものです。

実際、私の患者さんでもインフルエンザで三十九度以上の高熱のあった方に「麻黄湯」を処方したところ、次の日には熱も下がり、ふつう通りに朝ご飯を食べられたという方がいます。インフルエンザに漢方というと意外に思われるかもしれませんが、抗生剤が発見されたのは19世紀になってからのことであり、それ以前の二千年以上は、あらゆる感染症に対して漢方が主な治療薬だったのです。千八百年前に中国で書かれた『傷寒論』という本は、急性熱性感染症に対する治療を経過とともに事細かに指示した書であり、漢方のバイブルとされている本自体が感染症治療書なのです。『傷寒論』が治療書として優れている所以は、単に薬の指示ではなく、体調の変化を見逃さないような指示が書いてあります。桂枝湯とう処方の飲み方に「桂枝湯を飲んだら薄いお粥を啜って布団をかぶって薬の力を強めなさい。全身がしっとりするくらいの汗をかいたらいいが、もし治らなければ少し間隔を狭めながら薬を足していきなさい。生の冷たいもの、ぬるぬるした粘っこいもの、ぬるぬるしたもの、肉、うどん、にんにく、にら、ねぎ、酒、発酵した乳製品、悪臭のあるものなどは食べない方がいい」という細かい指示が書いてあります。生体の持つ免疫力を最大に高めるための指示です。もちろんウイルスや細菌を直接やっつける方法が必要な時もありますが、同時に生体をいかに活かすかという治療を真剣に考える時期に来ているのではないでしょうか。

Ⅲ　高齢社会に有用な漢方

「後期高齢者」のくくりはさまざまな議論をよびましたが、確かに高齢化社会においては、医療費の増大は避けて通れない問題です。実は、この点においても、漢方を生かすメリットというのは大いにあります。

まず、高齢者の体のことを考えてみてください。高齢者で何らかの症状のある人はほとんどの場合、一つの病だけを持っているということはありません。加齢により体全体が傷んできて、あちこちの臓器が病んでくる多器官障害の人が多いからです。従って、高齢者が病院を受診するとなると、一つの科だけではなく、さまざまな科にかからなくてはなりません。各科から薬を処方されることになれば、すぐに10種類以上にもなってしまいます。このような状況は、医療費がかさむばかりでなく、患者さんの心身に与える負担が大きいという問題もあります。

これが漢方ではどうでしょうか。漢方は患者さんの全体を見て判断するので薬は一種類で対応するのが原則です。たとえば「八味地黄丸（はちみじおうがん）」という薬があります。西洋医学の適応症としては腎炎、糖尿病、陰萎、坐骨神経痛、腰痛、下肢痛、しびれ、脚気、膀胱カタル、前立腺肥大、高血圧、老人のかすみ目、かゆみ、排尿困難、頻尿、むくみ、五十肩、肩こりなどとなっています。とはいえ、こうした西洋病名があてはめられたのは近代になってからであり、もともと「八味地黄丸」は「腎虚」の薬です。「腎」というの生まれ持った生命力を表します。年齢とともに段々と生命力が衰えてくるのが、すなわち「腎虚」なのです。そういう目で見ると、上記に挙げられた病名が年齢とともに誰にでも現れ得る症状であることが分かります。このような状態が腎虚であり、体に現れる症状がさまざまであっても「八味地黄丸」という薬一剤で対応可能なのです。

高齢者に漢方が適している理由は他にも多々あります。高齢者の肉体年齢は個人差が激しく、しばしば暦の年齢と実際の肉体年齢にかなりの格差が生じることがあります。この点、漢方はもともと個別化治療なので、暦の年齢と関係なく、個人個人の実態に合わせた治療を行うことができるわけです。

また、高齢者の場合、検査などで特定疾患が確定しなくても、種々の自覚症状を訴える方が多いのも特徴です。漢方では診断とは関係なく患者の訴える症状を重んじて治療法を決定するので、さまざまな処方をすることができます。

体全体の機能が低下している高齢者は、特に免疫低下により風邪にかかりやすいのですが、漢方には免疫賦活《ふかつ》作用があるので風邪をひきにくくなります。高齢者では薬の代謝が落ちていて、副作用が多くなるのですが、漢方のように体が本来持つ機能を最大限に利用して、体全体を活性化する作用は高齢者にとても有利です。

Ⅳ　総合医が漢方を活用するために

一昔前まで、町のお医者さんというのは、患者さんの仕事の内容や家庭環境などもよく分かっていました。だからこそ、患者さんが見えた時に、その背景にあるものまでをも考慮に入れて患者さんに接することができました。まさに、これこそが総合医の原点なのです。そこには医師と患者の信頼関係がありました。

残念ながら、最近ではその信頼関係がなかなかうまく結びにくくなっています。例えば、救急受け入れの拒否などがマスコミで問題となっています。これは医師不足の問題に加え、分化が進んだ医療システムによって却って効率が悪くなっている面もあるのです。昔の開業の先生は、内科・小児科という看板がよく見られたように、内科も小児科も両方見ていました。しかし、内科と小児科では見る視点が異なります。今では、内科医が小児科を見る機会は減っています。その結果病院当直の現場で、内科は来れば重症だけれども、救急患者の数は少ない。小児科は軽症の場合が多いけれども数をこなすのが大変。このような状況はよくあります。しかし小児科救急が手いっぱいで内科医の手があいていても小児科を手伝うことはありません。

これは医療者側だけの問題ではなく、患者さん自身が専門家でないと満足がいかない、という要求もあるのです。基本的に医師は資格を有すれば、医療行為自体に壁はありません。しかし、専門家でどの程度その領域の知識が詳しいかを問題にする結果、医療者側にも患者さんにも専門医が優れていて、総合医は優れていない、というイメージがあります。米国の家庭医、英国の総合医は内科・小児科が基本です。基本的にはありとあらゆる訴えの入口の医療をすべて担っているのです

昔は開業の先生は地域に根付いて家族ぐるみの診療をしていることが多かったのですが、

最近は親の跡をついで開業する、というよりも病院勤務に疲れ果てて開業するケースが増えています。厳しい労働条件の下で自分のプライベートな時間を犠牲にして働いても、患者からの信頼が得られにくいような状況で、病院から医師が去っているという現象を虎の門病院、小林秀樹先生がその著書「医療崩壊〜『立ち去りがたサボタージュ』とは何か」の中で書かれていますが、医者とて人間ですから、自分自身の生活も大切にしたい、家族との時間も持ちたいと思うのはある意味自然な欲求でしょう。辞めた医者はほとんどが開業することになるわけです。日本のシステムでは何科を標榜してもかまわないので、昨日まで外科をやっていた人が、今日から内科を開業しても問題にはなりません。

病院勤務に疲れた医師は、俗に「ビル診」といわれるように、病院が自宅と離れているビルの一角に開業することが多くなりました。自宅が診療する地域と離れているために、時間的にも距離的にも地域との接触が希薄になってしまうのです。地域に根ざしていない医院では、ますます「病気」だけを見る医療になりがちで、開業医と患者との距離はここでも縮まることはないのです。

私は漢方の若い研修医に対して、「どんな患者さんであっても逃げてはいけない」と言っております。この「逃げない」ということを分かりやすく説明しましょう。例えば、癌の末期の患者さんがいたとします。この時、西洋医学の視点から臓器だけを見るなら、手の施しようのない症状かもしれません。けれど、総合医の立場からいえば、病気を治すのではなく、病気を持った患者さんと向き合うのが医療なのです。「この病気は治らない」といって患者を突き放すことなく、一人の人間としてきちんと見据え、患者さん自身の人生、家庭環境を考慮し、患者を支える家族などと一緒に病と並走することが望まれます。

現に、漢方外来には癌末期の方など、西洋医学から見放されたような患者さんもたくさん見えます。そんな時、私は例え病が治らなくても、患者さんが少しでも質の高い時間が持てるように食事や生活についての話をしたり、患者さんを支える家族に対してのアドバイスをしたりします。

検査でみつかった病気を手術したり、薬を出すことだけが医者の役目ではありません。あくまでも漢方の対象は病気を持つ人間なのです。また、人間は臓器の集合体ではありません。漢方では、患者対医師という全人的な関わり方をするわけで、人間をとらえるのにふさわしい医学だと思います。これから迎える超高齢社会に欠かせないのが総合医療であり、そこに漢方が欠かせないということがお分かりいただけたでしょうか。

問題はどのように総合医教育に漢方をとり入れていくかです。平成二十二年度の日本医師会生涯教育制度には漢方治療が含まれました。第一線の総合医療を担っているのは日本医師会の医師の生涯教育に漢方教育が入ったことは非常に大きな意義があります。

実は「総合医になりたい」という医学部の学生は結構います。ただし、これまでに学生が調べてくれたように、医学部卒業後の総合医を育成するシステムはまだまだ未熟です。卒業する時に総合医の教育があって、そこに臓器別専門医の教育が上乗せされればいいのですが、逆に卒業後は臓器別の教育がほとんどになってしまいます。日本の開業医は、総合の教育を受けて開業するのではなく、臓器別専門医の訓練だけ受けて、開業して実践の総合医となる、という少し歪んだ形になっているのです。

総合医教育を受けていない開業の先生の中には、西洋医学の検査データ中心主義で、触診を軽んじる先生もいます。昔の医者はお腹を丁寧に診て、そこからさまざまな病気を的確に診断したものです。患者さんの訴えは一人一人違います。それを総合的に診て、検査に頼らずともさらにさまざまな症状に対応できる漢方を知り、生かすことこそが、患者さんにとっても、また医療費の無駄を省くことにつながる有効な道です。

今後、新卒後の総合医教育システムの中に漢方が入ることが、これからの医療社会を考える上で必要不可欠であることは言うまでもありません。

そのために、ぜひとも患者さんにも、日本の医療システムの現実をご理解いただき、ご自分たちがよりよい医療を受けるためにも漢方のことを知り、患者と医師との信頼関係を築くべく、総合医療の道を共にさぐっていただけることを心から願っております。

渡辺 賢治（わたなべ けんじ）
1984年、慶應義塾大学医学部卒業。慶應義塾大学医学部内科学教室、東海大学医学部免疫学教室助手、米国スタンフォード大学遺伝学教室ポストドクトラルフェロー、米国スタンフォードリサーチインスティテュート分子細胞学教室ポストドクトラルフェロー、北里研究所東洋医学総合研究所、慶應義塾大学医学部東洋医学講座准教授を経て、現在、慶應義塾大学医学部漢方医学センター長・准教授。

「総合医」が日本の医療を救う

二〇一〇年四月十日　初版第一刷発行

監　修　渡辺賢治
発行者　宮島正洋
発行所　株式会社アートデイズ
〒160-0008　東京都新宿区三栄町17 V四谷ビル
電　話（〇三）三三五三―二二九八
FAX（〇三）三三五三―五八八七
http://www.artdays.co.jp
印刷所　株式会社美松堂